의사가 알려주는
우리 몸의 위험 신호

의사가 알려주는
우리 몸의
위험 신호

모리 유마 감수
이성희 옮김

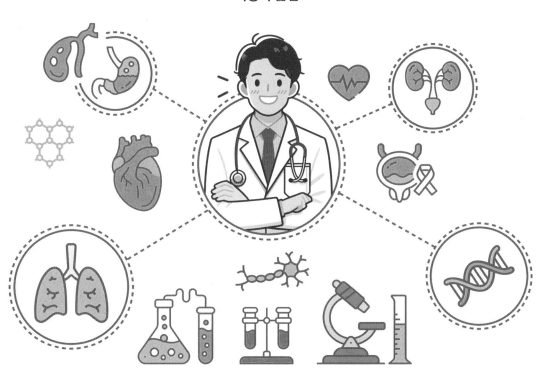

두드림미디어

병의 증상이 악화되기 전에
적절한 치료를 받고 싶기 때문에
조회 수 900만 뷰를 돌파한 영상도 있다!

구독자수 74만 명 돌파
(2024년 4월 현재)
인기 유튜브 채널
'예방의학ch'

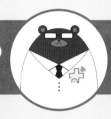

영상으로 알 수 있는 질병 예방!

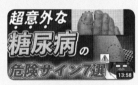

너무 의외인 당뇨병의
위험 신호 7가지
조회수 746만 뷰

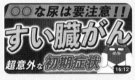

○○한 소변은 각별한
주의가 필요!!
췌장암 너무 의외인 초기증상
조회수 970만 뷰

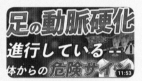

다리 동맥경화가 진행되고 있다
– 몸의 위험 신호
조회수 367만 뷰

　낮에 일하는 사람들은 병원 진료가 필요하다는 것을 알고 있어도 좀처럼 시간을 내기가 어려운 경우가 많을 것입니다. 건강검진에서 고혈압 주의를 받았지만 방치한 나머지 동맥경화가 진행되어 뇌경색으로 와병 생활을 하게 되신 분, 코골이나 가슴 두근거림 등의 증상을 방치해 적절한 시기에 전문적인 치료를 받지 못하신 분, 또한 변비나 불면증 등의 증상이 오래 지속되었음에도 상태를 지켜보며 힘든 시간을 보내신 분 등 저는 실로 정말 많은 환자와 만나왔습니다.

이러한 문제를 해결하고 바쁜 사람도 간편하게 진료받을 수 있는 체계를 구축함으로써 한 사람이라도 더 많은 분이 적절한 진료를 받기를 바라는 마음에서 유튜브를 통해 정보를 전달하기 시작했습니다. 또한 온라인으로 진료를 볼 수 있는 '우치카라 클리닉'을 개원하게 되었습니다.

그리고 이 책은 저의 활동의 출발점이 된 '예방의학 ch'에서 소개한 영상 중 특히 중요하다고 생각하는 질병의 신호와 그 예방법을 정리한 것입니다. 이 책이 여러분의 건강에 도움이 되기를 진심으로 바랍니다.

프로필

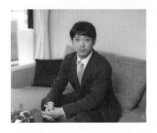

모리 유마(森 勇磨)
고베대학교 의학부 의학과 졸업. MEDU주식회사 대표.
우치카라 클리닉 대표.
내과의, 산업의, 노동위생 컨설턴트.
인기 유튜브 채널 '예방 의학ch'에서 의료 감수 겸 관리자를 맡고 있다.

차례

건강 수명을 대폭 줄이는 당뇨병, 뇌경색, 녹내장에서 우리 몸 지키기

PART 02

PART 03 발생률, 사망률이 높은 암을 초기 단계에서 아는 법

PART 04
오래 건강하게 살고 싶다면 치매 등 질병에 대해 알아두자

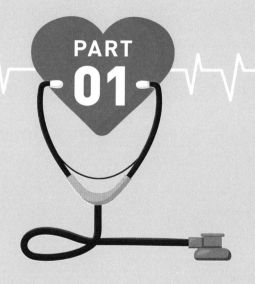

PART
-01-

평상시에는 알아차리기
힘든 심장, 간, 신장의
SOS를 포착하자

몸의 중추를 담당하는 심장. '침묵의 장기'라고 불리는 신장과 간.
이 장기들은 아주 작은 목소리로 비명을 지르기 시작한다!

질병의 초기 증상을 놓쳐 응급 이송되는 경우도 있다

여러분은 평소에 자기 몸이 어떤 상태인지 체크하고 계신가요?

'최근에 계단을 오르면 너무 숨 가쁘다', '왠지 피부가 자주 가렵다'
등 신체에 작은 변화가 나타나는 경우, 많은 사람은 '일이 바빠서 피곤
한가 보다'라거나 '운동 부족이 원인일 것'이라고 신경은 쓰지만, 결국
상태를 지켜보는 경우가 많습니다. 그런데 이러한 작은 증상이 심각한
질병의 신호일지도 모릅니다.

우리 인간의 몸은 병에 걸리면 다양한 곳에 SOS 신호를 보냅니다.
앞서 언급한 '가려움'의 경우도 대부분 사람은 '피부 문제'로 생각하지
만, 사실 간 질환으로 인해 피부가 가려워질 수도 있습니다. 이러한 신
호를 놓치면 상황에 따라 큰 문제가 벌어질 수도 있습니다.

예를 들어 심부전 초기 증상이 있었지만 방치한 탓에 폐에 물이 차서
인공호흡기가 필요한 상태로 병원에 이송되거나, 다리 부종을 방치했
다가 병원에서 신장병으로 진단받는 등 심각한 사례는 이루 말할 수 없
습니다. 물론 건강검진에서 그러한 이상이 발견되는 예도 있지만, 검사
를 받았다고 해서 무조건 안심하는 사람이나 검사 수치를 제대로 이해
하지 못하는 사람이 많은 것도 사실입니다. 중요한 것은 건강검진 결과

를 보고 현재 자기 몸이 어떤 상태에 있는지를 인식하고, 질병에 대한 지식을 배워서 그 조짐을 신속하게 파악하는 것입니다.

특히 '침묵의 장기'라고 불리는 신장이나 간은 뚜렷한 증상이 발견된 후에는 이미 늦었을 가능성이 큽니다. 따라서 이번 파트에서는 심장, 신장, 간에 초점을 맞추어 평소에 알아차리기 힘든 SOS 신호에 대해 알려드리고자 합니다.

입과 폐에 나타나는 내장 질환 신호 1
입 냄새를 가볍게 여기지 마세요 - 입 냄새

일생 생활 속에서 비교적 쉽게 알아차릴 수 있는 것은 바로 '입 냄새' 입니다. 사실 간이 안 좋아지면 입 냄새가 상당히 심해질 수 있습니다. 그 원인은 소변 냄새의 원인인 '암모니아'와 크게 관련이 있습니다.

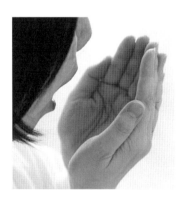

간이라는 장기는 여러 중요한 역할을 담당하고 있는데, 그중 하나가 체내에서 필요 없는 물질을 분해하는 것입니다. 우리는 술을 마신 후 섭취한 알코올을 간에서 분해한다고만 알고 있지만, 간은 그 외에도 체내에 불필요한 다양한 물질을 분해하고 있습니다.

입 냄새를 가볍게 여기면 심각한 일이 발생한다

하지만 간 상태가 안 좋아지면 분해 기능이 제대로 작동하지 않게 되고, 원래라면 몸 밖으로 배출되어야 할 암모니아가 분해되지 않고 몸 안에 점점 쌓이게 됩니다.

암모니아 냄새는 간이 제대로 기능하지 못하고 있다는 징조

암모니아는 소변을 냄새나게 하는 원인입니다. 공중화장실 등에서 맡을 수 있는 톡 쏘는 냄새가 바로 이 암모니아 때문입니다. 그리고 몸 안에 암모니아가 쌓이게 되면 톡 쏘는 냄새가 입에서 나게 됩니다.

입 냄새의 변화이기 때문에 스스로는 알아차리기 어려운 증상이지만, 가족 중 누군가의 입에서 톡 쏘는 냄새가 나기 시작하거나 자신이 그런 지적을 받은 경우라면 이는 어쩌면 간이 좋지 않다는 신호일 수도 있습니다. 우리 주변에서 누군가 이런 증상을 지적해준다면 신속히 병원에서 검사를 받아보시기 바랍니다.

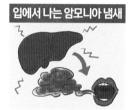

입에서 나는 암모니아 냄새

몸 밖으로 배출되어야 할 암모니아가 분해되지 않으면 입에서 냄새가 납니다.

간 질환에 대한 지식과 예방법 ▶ 52페이지

 신호 알아차리기! 아주 중요한 포인트

입에서 톡 쏘는 암모니아 냄새가 난다면 주의가 필요합니다. 가족 중에 그런 사람이 있다면 주저하지 말고 알려주기를 바랍니다.

입과 폐에 나타나는 내장 질환 신호 2
오래 지속된다면 의심해보자 - 숨 가쁨과 피로감

숨 가쁨과 피로감이 지속된다면 신장 기능 저하를 의심해보자

신장은 소변을 만드는 장기로 잘 알려져 있지만, 그 외에도 다양한 역할을 하고 있습니다. 그중 하나가, 혈액을 만들 때 도움을 주는 '에리스로포이에틴(Erythropoietin)'이라는 물질이 있는데, 신장은 이 물질을 생산하는 공장 역할을 합니다.

이 에리스로포이에틴이 생성되면 뼛속에 있는 혈액 공장인 골수가 자극받아 움직임이 활발해지고 체내에 충분한 양의 혈액이 생성됩니다. 하지만 신장의 상태가 나빠지면 에리스로포이에틴의 생산량이 감소하게 됩니다. 골수를 자극하는 기능도 저하되어 혈액의 생산량도 줄어들게 되고, 그 결과 신장 기능 저하로 인한 빈혈이 일어나게 됩니다.

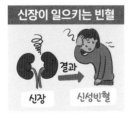

신장 기능이 저하되면 혈액이 생성되지 않아 빈혈과 동일한 증상이 나타납니다.

이를 가리켜 '신성 빈혈(腎性貧血)'이라고 하며 숨 가쁨, 피로감, 심장 두근거림 등 빈혈 특유의 증상이 발생하는 원인이 됩니다.

최근 쉽게 피로감을 느끼고 숨이 금세 가빠지는 사람의 경우는 다른 증상들과 비교하면서 신장의 상태를 확인해보시기 바랍니다.

안검결막을 확인해 빈혈 여부를 빠르게 알아차릴 수 있다

이런 신성 빈혈을 간단하게 확인하는 방법이 있습니다. 거울을 보면서 눈꺼풀을 뒤집어 까서 눈 아래의 붉은 부분을 확인해보면 됩니다. 이 부분은 의학용어로 '안검결막(眼瞼結膜)'이라고 하며, 빈혈의 신호가 나타나는 부분입니다.

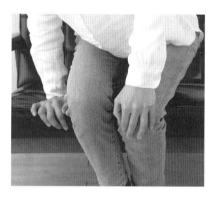

만약 빈혈이 진행되고 있다면 이 안검결막이 하얗게 변합니다. 안검결막이 하얗게 변한 상태라면 혈액검사를 했을 때 빈혈일 가능성이 매우 크기 때문에 '최근에 혈액검사를 받지 않은 사람'은 한 번 건강검진을 받아보는 것을 권장합니다.

신장 질환에 대한 지식과 예방법 ▶ 56페이지

 신호 알아차리기! 아주 중요한 포인트

피로감, 심장 두근거림 등의 증상이 나타나고, 눈 아래의 안검결막(눈꺼풀 안쪽)이 하얗게 변했다면 망설이지 말고 건강검진을 받아보세요.

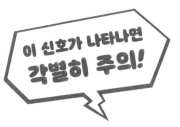

입과 폐에 나타나는 내장 질환 신호 3

심장이 지르는 비명을 놓치지 말자 - 계단 오를 때 숨 가쁨

　심장은 가장 중요한 장기라고 해도 과언이 아닙니다. 그렇다면 심장은 어떤 역할을 하고 있을까요? 심장은 365일 끊임없이 움직이며 우리 몸 전체에 혈액을 순환시키는 일을 하고 있습니다. 그렇다면 전신으로 보내진 혈액은 어떤 일을 하고 있을까요? 혈액은 전신을 순환하며 에너지원이 되는 산소를 우리 몸 구석구석에 전달합니다. 이것이 심장의 주요 역할입니다.

숨이 가쁜 증상은 손상을 입은 심장이 지르는 비명

　만약 심장이 안 좋아지면 산소를 담은 혈액을 우리 몸 구석구석까지 보내지 못하게 되어 몸 전체가 산소 부족 상태에 빠지게 됩니다.

　이럴 때 가장 먼저 나타나는 것이 바로 '일상생활에서의 숨 가쁜 증상'입니다. 예를 들어 산소를 많이 사용하는 운동을 하거나 계단을 오를 때, 달리기할 때 우리 몸은 평상시보다 더 많은 에너지가 필요합니다. 에너지 수요가 증가하면 산소의 수요도 증가하기 때문에 뇌는 산소를 더 많이 흡수하기 위해 더 많은 호흡을 하도록 명령을 내리게 되는 것입니다. 그래서 숨이 차는 현상이 일어납니다. 반면에 심장이 안 좋아지면 온몸에 효율적으로 산소를 공급하지 못하기 때문에 금세 숨이 차게 됩니다.

'운동 부족'이라고 쉽게 결론 내려서는 안 된다

물론 오랜만에 운동하거나 산을 오르는 등 격렬하게 운동할 때 숨이 차는 것은 당연한 일이며 문제가 되지 않습니다. 하지만 지금까지는 계단을 오르는 정도로는 숨이 차지 않았는데, 최근 들어 자주 숨이 차거나 몸을 조금만 움직여도 숨이 가빠지는 일이 많아졌다면 그것은 심장이 손상을 입었다는 나쁜 신호일 수 있습니다.

따라서 숨이 찰 때는 '운동 부족이니까 어쩔 수 없지'라고 가볍게 단정 짓지 말고 일상생활 중 어떤 상황에서 숨이 차는지를 잘 관찰하고 이전과 '얼마나 다른지' 비교하는 것이 중요합니다.

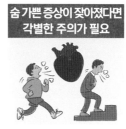

평상시 늘 해왔던 동작을 할 때 숨 쉬기가 힘들다면 심장에서 보내는 신호일 가능성도 있습니다.

심장 질환에 대한 지식과 예방법
▶ 48페이지

 신호 알아차리기! 아주 중요한 포인트

얼마 전까지는 괜찮았던 동작이나 운동할 때 평소보다 숨이 더 자주 차기 시작했다면 심장 질환을 의심해봐야 합니다.

입과 폐에 나타나는 내장 질환 신호 4
밤중에 호흡하기 힘들다면 - 수면 중 기침과 호흡 곤란

사람은 서 있을 때는 다리 쪽으로 혈액이 몰리지만, 눕게 되면 다리에 몰려 있던 혈액이 폐 쪽으로도 순환됩니다. 이때 심장의 움직임이 나쁘면 폐혈관에서 심장으로 혈액을 보내는 부분에 큰 정체가 발생하고, 폐에 점점 물이 고이게 됩니다. 그로 인해 숨쉬기가 힘들고, 기침이 심하게 나오는 '발작성 야간호흡 곤란' 증상이 발생하게 됩니다.

수면 중의 호흡 곤란은 심장에서 보내는 메시지

또한 밤에 무의식적으로 일어나 침대에 앉거나 벽에 기대는 상태도 주의가 필요합니다. 누워 있을 때 점점 숨이 가빠져서 위와 같은 자세

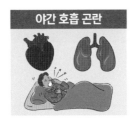

를 취하게 되는 것을 '기좌호흡(起坐呼吸)'이라고 합니다. 수면 중에 호흡 곤란을 느끼고 기좌호흡을 하게 된다면 참지 말고 즉시 구급차를 부르기 바랍니다.

잠자는 사이에 폐에 물이 차서 심하게 기침이 나오는 증상입니다.

심장 질환에 대한 지식과 예방법 ▶ 48페이지

 신호 알아차리기! 아주 중요한 포인트

수면 중에 숨이 차서 무의식적으로 침대에 앉거나 벽에 기대는 등의 증상이 나타나면 즉시 병원에 가봐야 합니다.

입과 폐에 나타나는 내장 질환 신호 5

뚜렷하게 알 수 있는 전조 증상
- 도드라지게 불거진 목 혈관

심장의 움직임이 안 좋아지면 온몸에 혈액을 원활하게 보낼 수 없게 되어 혈액이 정체되는 경우가 있습니다. 이에 따라 목에 신호가 나타날 수 있습니다.

서 있을 때 목 혈관이 도드라지게 불거져 있다면
각별한 주의가 필요하다

사실 심장으로 되돌아가는 목 정맥 혈액이 정체되면 혈관이 불거진 것처럼 도드라지게 보일 수 있습니다. 이런 현상을 의학용어로 '경정맥 확장'이라고 부릅니다. 참고로 옆으로 누워 있는 상태에서 목 혈관

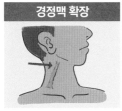

서 있을 때나 앉아 있을 때 목에 혈관이 도드라지게 불거져 있다면 각별한 주의가 필요합니다.

이 불거진 것은 그리 걱정할 필요가 없습니다. 왜냐하면 누워 있는 경우 심장으로 되돌아가는 혈액량이 증가하기 때문에 목 혈관이 불거져 보이는 것은 전혀 이상한 일이 아닙니다. 하지만 서 있거나 앉아 있을 때도 목 혈관이 도드라지게 불거져 보인다면 주의가 필요합니다. 당

장 병원에 가서 증상에 대해 진찰받기를 권장합니다.

심장 질환에 대한 지식과 예방법 ▶ 48페이지

 신호 알아차리기! 아주 중요한 포인트

목 혈관이 도드라지게 불거진 상태는 비교적 알기 쉬운 신호입니다. 평상시와는 다른 것 같다고 느껴지면 바로 병원에 가보세요.

피부에 나타나는 내장 질환 신호 6
간이 안 좋아졌을 경우 - 피부 가려움증

간이 안 좋아지면 가려움증 때문에 피부를 긁는 경우가 매우 많습니다. 이 경우 피부가 가려운 증상은 간에서 담즙이 정체되어 발생하는 '원발성 담즙성 간경화'라는 질병일 가능성이 있습니다.

이유 모를 가려움은 간 질환의 신호

우리 몸속에는 가려움을 억제하는 물질과 가려움을 유발하는 물질이 균형을 이루고 있습니다. 하지만 간에 문제가 발생하면 그 균형이 무너지면서 가려움이 심해지고 '빌리루빈(Bilirubin)'이라는 적혈구 찌꺼기가 쉽게 간에 쌓이게 됩니다.

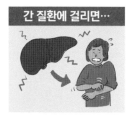

간 질환에 걸리면…

가려움을 억제하는 물질과 유발하는 물질의 균형이 무너져 가려움증이 발생합니다.

빌리루빈은 혈관을 타고 역류해 우리 몸을 순환하면서 피부를 자극해 가려움증을 유발합니다. 간 질환에 의한 가려움증은 두드러기 등과는 달리, 겉으로는 이상이 없는데도 가려운 경우가 많습니다.

신호 알아차리기! 아주 중요한 포인트

왜 피부가 가려운지 잘 살펴보는 것이 중요합니다. 특히 피부에 이상이 없는데도 가렵다면 간 질환을 의심해봐야 합니다.

피부에 나타나는 내장 질환 신호 7
피부색 변화에 주의 - 피부가 노랗게 변한다

적혈구의 찌꺼기인 '빌리루빈'이 혈관을 역류하면 '황달'이 발생하는 경우가 있습니다. 이는 혈중 빌리루빈의 양이 증가함에 따라 피부가 노랗게 변하는 현상입니다. 빌리루빈이 들어 있는 담즙은 간에서 만들어져 담낭이라고 하는 간 아래의 작은 주머니에 저장된 후 담관이라는 관을 거쳐 지방을 분해하기 위해 위(胃)의 아래에 있는 십이지장으로 배출됩니다.

몸의 색이 변하는 황달은 간에서 보내는 경고 신호

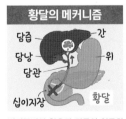

빌리루빈이 함유된 담즙이 역류하면 피부가 노랗게 변합니다.

하지만 이러한 통로가 막히게 되면 담즙이 역류하게 됩니다. 역류의 원인으로 췌장암이나 담관 결석을 예로 들 수 있지만, 애초에 간 상태가 안 좋으면 담즙을 배출하는 작업이 원활하게 이루어지지 않아 담즙 역류 → 빌리루빈 역류로 인해 황달이 발생하게 됩니다.

신호 알아차리기! 아주 중요한 포인트

황달은 비교적 알아차리기 쉬운 신호입니다. 평상시 간에 부담을 주고 있는 사람이
라면 피부 상태를 꼼꼼히 확인해보세요.

피부에 나타나는 내장 질환 신호 8

몸에 쌓인 노폐물이 원인
- 피부 가려움증, 건조함, 색소침착

신장이 안 좋다는 신호는 피부에 나타나기도 합니다. 신장은 몸에 불필요한 성분이나 노폐물을 소변을 통해 몸 밖으로 배출하는 역할을 합니다. 하지만 신장이 나빠지면 당연히 쓰레기 처리나 재활용 효율도 떨어져서 쉽게 몸에 노폐물이 쌓이게 됩니다. 그리고 이런 노폐물이 피부

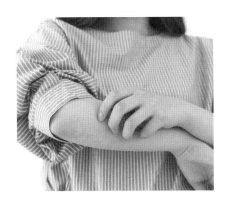

에 이상을 일으킬 수 있습니다. 사람의 몸에는 가려움의 스위치가 되는 '뮤 펩타이드 수용체'라는 장소가 있는데, 어째서인지 노폐물이 이 수용체에 딱 들어맞아 피부 가려움증이 유발된다는 설이 있습니다.

몸에 쌓인 노폐물이 피부에 이상을 초래한다

예를 들어 인공투석을 받는 환자의 경우 '투석 소양증'이라는 의학용어가 있을 정도로 신장이 안 좋은 사람에게 가려움증은 매우 흔한 증상

으로 여겨집니다.

가려움과 건조함이 피부에 악순환을 일으킨다

다음으로 신장이 안 좋아지면 수분을 이전만큼 소변으로 배출하지 못하거나 신장에서 수분을 재흡수하기 어려워지기 때문에, 균형 있게 수분을 조절하지 못하게 됩니다. 그 결과 수분을 피부로 보낼 여유가 없어지는데, 그럴 경우 피부는 촉촉함을 잃고 건조해집니다. 피부가 건조해지면 당연히 가려움도 심해지고 피부를 긁게 되어 색소침착이 발생하고 단단해집니다. 이러한 증상은 신장 질환 환자에게 자주 나타납니다. 갑자기 가려운 횟수가 늘어나고 이전에 느끼지 못한 강렬한 가려움이 느껴진다면, 어쩌면 그것은 신장이 보내는 SOS 신호일 수 있습니다. 병원에서 진료를 받아보시기 바랍니다.

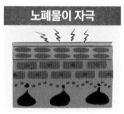

몸속에 노폐물이 쌓이면 피부가 가려워지는 이상 신호가 발생합니다.

신장 질환에 대한 지식과 예방법 ▶ 56페이지

 신호 알아차리기! 아주 중요한 포인트

피부가 건조해지고 강렬한 가려움을 느끼거나 색소침착으로 피부가 단단해지는 증상이 빈번하게 발생한다면 주의해야 합니다. 신장 질환을 의심해봐야 합니다.

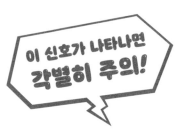

이 신호가 나타나면
각별히 주의!

피부에 나타나는 내장 질환 신호 9
간의 상태가 피부에 나타난다
- 피부에 거미 모양 반점이 나타난다

간이 안 좋아지는 경우 나타날 수 있는 매우 특징적인 증상으로 마치 거미처럼 생긴 무늬의 반점이 피부에 생길 수 있습니다. 이는 의학 용어로 '거미 혈관종'이라고 불립니다. 대략 2~3mm에서 크게는 1cm 정도의 반점으로, 세동맥을 중심으로 수많은 모세혈관이 사방팔방으로 퍼져서 나타나는 증상입니다.

거미 모양 반점은 말기의 시작이다

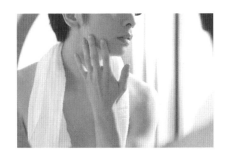

혈관을 확장시키는 '에스트로겐'이라는 호르몬이 몸에 쌓이면 피부 근처의 혈관을 확장시키는데, 이 거미 혈관종도 일부 혈관이 확장되면서 마치 거미처럼 보이게 되는 것입니다.

거미 혈관종은 목, 팔, 가슴 부위에 잘 나타나며 주로 간 질환 환자나 간경화 환자에게서 자주 보입니다. 간경화는 간 내부에 섬유 조직이 증가해 간이 딱딱해지는 병입니다. 간경화의 원인으로는 간염 바이러스나 과도한 음주 등이 있으며 더 진행되면 간암으로 발전하고, 최종적으로 간이 제대로 기능하지 못하는 간부전 상태에 이르게 되어 치료가 어려워집니다.

간암에서 간부전으로, 치료도 어려운 상태가 된다

즉 이런 거미 혈관종이 나타났다는 것은 간이 상당히 나빠졌을 가능성이 있어서 주의가 필요합니다. 다만 이 증상은 간 기능 악화와 전혀 상관없는 임산부나 피임약을 복용하는 사람에게도 나타날 수 있으니 이 점도 기억해두시기 바랍니다.

간은 '침묵의 장기'라고도 불리지만 상태가 안 좋아질 때 피부에 SOS 신호가 나타나는 경우가 많아 비교적 쉽게 이상 징후를 알아차릴 수 있습니다. 그런 이상 징후를 빨리 발견할 수 있으면 조기 치료로 이어질 가능성도 있습니다. 따라서 일상적으로 자신의 몸 전체를 거울로 살펴보고, 이상 징후가 없는지 점검해보시기 바랍니다.

거미 혈관종

거미 모양 같은 무늬가 피부에 나타나면 간이 상당히 악화되었을 가능성이 있습니다.

간 질환에 대한 지식과 예방법 ▶ 52페이지

⚠ 신호 알아차리기! 아주 중요한 포인트

거미 모양과 비슷한 '거미 혈관종'은 간이 이미 안 좋아진 후에 나타나는 위험한 신호이기 때문에 발견하는 즉시 병원에 가야 합니다.

피부에 나타나는 내장 질환 신호 10

붉은색을 띤다면 각별히 경계를
- 손바닥에 붉은 도넛 모양이 나타난다

손바닥에 나타나는 붉은 도넛 모양은 각별히 경계해야 한다

간 기능이 악화될 때 나타나는 증상은 피부에 나타나는 경우가 많습니다. 그중 잘 알려진 것으로 손바닥이 붉게 변하는 '수장홍반((palmar erythema)'이라고 불리는 증상이 있습니다. 이는 혈관을 확장시키는 '에

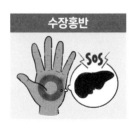

간 기능 저하로 인해 에스트로겐이
체내에 축적되어 나타납니다.

스트로겐'이라는 물질에 의해 발생합니다. 여성 호르몬으로 유명한 에스트로겐은 사실 남성의 몸에도 존재하는데, 간 기능이 저하됨에 따라 이 에스트로겐이 과도하게 체내에 축적되게 됩니다. 그 결과, 손바닥 등 신체 말단 혈관이 과도하게 확장되어 붉게 보이게 되는 것입니다.

간이 보내는 신호를 알려면 손가락 뿌리와 관절을 주시하라

하지만 손바닥은 원래 붉은 기가 돌기 때문에 정상인 것인지, 아니면 수장홍반인지 구분하기 어려울 수 있습니다.

간이 안 좋다는 신호인 수장홍반을 구별하기 위해서는 손바닥의 붉어진 부분이 어느 쪽에 있는지 잘 살펴볼 필요가 있습니다. 수장홍반의 경우 엄지손가락과 새끼손가락의 뿌리, 손가락 관절 부위가 붉어지기 쉬운 것이 특징입니다. 그로 인해 손바닥 중앙의 오목한 부분이 상대적으로 하얗게 보일 수 있습니다. 자기 손을 자세히 관찰했을 때 도넛 모양의 붉은색이 손바닥에 떠

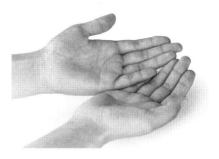

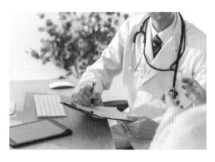

오른다면, 그것은 간에서 보내는 SOS 신호일지도 모릅니다.

간 질환에 대한 지식와 예방법 ▶ 52페이지

 신호 알아차리기! 아주 중요한 포인트

손바닥의 어느 부분이 붉은지 잘 살펴보는 것이 중요합니다. 엄지손가락이나 새끼손가락의 뿌리, 손가락 관절이 특히 붉다면 주의가 필요합니다.

몸 상태로 나타나는 내장 질환 신호 11
나른함이 증상인 경우 - 식욕 부진, 나른함

막연한 증상이기는 하지만 심장의 상태가 좋지 않아 전신의 근육과 조직에 혈액 순환이 잘되지 않으면 식욕 부진, 피로감, 몸이 무거운 느낌 등 기운이 없을 때와 동일한 증상을 느낄 수 있습니다.

단순한 피로로 단정 짓는 것은 위험

이 증상만으로는 심장이 원인이라고 판단할 수는 없지만, 앞서 소개한 다양한 증상과 함께 나타날 수도 있으니 꼭 기억해두시기 바랍니다. 그리고 이 증상에 해당하는 분은 순환기내과를 방문하는 것을 추천합

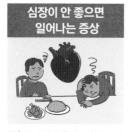

근육과 조직에 혈액 순환이 되지 않아 식욕 부진이나 나른함이 발생합니다.

니다. 순환기내과는 심장과 혈액 순환에 관련된 질병을 전문으로 하는 진료과입니다. 심장의 기능과 혈관의 건강 상태 등을 종합적으로 진단하고 치료할 수 있으며, 심근경색이나 협심증 등 다양한 심장 질환에 알맞게 대응할 수 있습니다.

신호 알아차리기! 아주 중요한 포인트

식욕 부진과 피로감만으로 심장의 문제를 알아차리기는 어렵습니다. 다른 증상들
과 함께 판단해봐야 합니다.

몸 상태로 나타나는 내장 질환 신호 12
만성적인 상승 경계 - 쉽게 혈압이 상승한다

사실 신장이 나빠지면 그로 인해 혈압이 쉽게 상승할 수도 있습니다. 신장은 우리 몸 안의 쓰레기 처리장, 재활용 센터의 역할을 하며, 또한 미네랄과 수분의 균형을 조절하는 기능을 합니다. 하지만 그 기능이 저하되면 균형을 조절할 수 없게 되어 체내에 과도한 염분과 수분이 쉽게 쌓이게 됩니다. 염분은 수분을 끌어들이는 힘이 있어 혈관 내에 더 많은 수분을 끌어들이게 되고, 결국 혈액의 양이 증가하게 됩니다.

혈압의 만성적인 상승은 신장 기능 저하를 초래한다

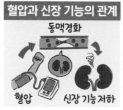

혈압이 상승하면 신장의 동맥경화가 진행되어 신장 기능 저하로 이어질 수 있습니다.

그 결과 혈압이 상승하고 혈관 벽에 상당한 부담이 가해집니다. 더욱이 혈압이 상승하면 신장의 동맥경화가 진행되어 신장 혈관이 좁아지고, 결국 신장 기능 저하를 초래하게 됩니다.

신호 알아차리기! 아주 중요한 포인트

혈압이 높은 중장년층은 신장 기능이 저하되지 않았는지 의사와 상담하기 바랍니다.

내장 질환 신호 13
내장 질환 악화가 원인인 경우 - 다리 부종

심장이 안 좋아지면 전신에 혈액을 공급하는 펌프 기능이 떨어지며, 전신의 혈액 순환도 원활하지 못하게 됩니다. 그리고 정체된 혈액은 점점 혈관의 작은 구멍을 통해 스며들게 되는데, 그 성분이 중력의 영향을 받아 다리 쪽으로 내려와 다리가 붓게 되는 것입니다.

다리 부종은 심장 질환이 원인일 수도 있다

또한 신장이 안 좋을 때도 다리 부종이 나타납니다. 이는 신장이 악화했을 때 나타나는 증상 중 가장 잘 알려진 것이기도 합니다. 체내에 과도한 염분과 수분이 쌓이면 그것이 혈관 밖으로 나가면서 우리 몸의 일부에 부종을 유발합니다. 그리고 중력의 영향으로 부종이 다리 쪽에 축적되어 발등이나 종아리와 같은 부위에 수분이 쌓이는 경우가 자주 발생합니다. 심장과 마찬가지로 부종은 양쪽 다리에 나타나는 경우가 많기 때문에 한쪽 다리뿐만 아니라 반대쪽 다리도 확인할 필

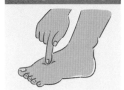

다리 부종을 확인하는 방법

다리를 10초 정도 손으로 눌렀다가 뗀 후 자국이 사라지는 데 40초 이상 걸렸다면 주의가 필요합니다.

요가 있습니다.

또한 단백질이 이 부종과 관련 있는 예도 있습니다. 우리 몸에 꼭 필요한 단백질은 기본적으로 신장의 그물코 모양 부분에서 걸러져 재사용되는 것이 정상이지만, 신장에 문제가 생기면 이 그물코 모양이 커져서 그 틈을 통해 귀중한 단백질이 소변으로 빠져나가게 됩니다.

다리에 부종이 느껴진다면 내장 기능 악화를 의심해본다

간이 안 좋아졌을 때도 혈액 속 단백질이 점점 줄어듭니다. 단백질은 수분을 끌어당기는 힘이 있어서 그 양이 줄어들면 혈관 속 수분이 밖으로 빠져나가면서 부종이 더 심해집니다. 마지막으로 자가 진단으로 할 수 있는 위험한 다리 부종 체크 방법을 소개합니다. 다리 부종이 느껴지면 그 부위를 손가락으로 눌러보기 바랍니다. 그리고 10초가 지난 후 손가락을 뗍니다. 그 자리에 남은 손가락 자국이 사라지는 데 시간이 얼마나 걸리는지 세어보세요. 만약 자국이 사라지는 데 40초 이상 걸린다면 내장 기능 이상으로 인한 부종일 가능성이 있습니다.

심장 질환에 대한 지식과 예방법	▶ 48페이지
간 질환에 대한 지식과 예방법	▶ 52페이지
신장 질환에 대한 지식과 예방법	▶ 56페이지

 신호 알아차리기! 아주 중요한 포인트

내장 기능의 악화가 원인이 되어 발생하는 다리 부종은 한쪽 다리만 생기지 않기 때문에 반드시 양쪽 다리를 확인해야 합니다.

내장 질환 신호 14

비만을 당연하게 생각하지 않는다
- 복부 둘레 및 체중 증가

간의 상태가 안 좋아지면 수분이 빠져나가 복부에 쌓일 수 있습니다. 이 수분은 의학용어로 '복수(腹水)'라고 부릅니다. 복수가 복부에 쌓이면 당연히 그만큼 체중도 증가하게 됩니다. 최근에 갑자기 복부가 부풀어 오른 것 같다면 지방 이외에 다른 원인일 가능성도 있으므로 한 번쯤 병원을 방문해서 검사받아 보는 것이 좋습니다.

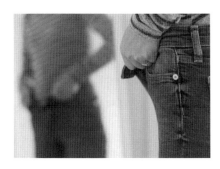

또한 심장이 안 좋은 경우에도 체중이 증가할 수 있습니다. 혈액의 성분이 혈관 밖으로 빠져나가 부종이 점점 심해지면서 그 결과 수분이 몸에 계속 쌓이게 되는 것입니다.

비만이나 체중 증가를 당연하게 생각하지 않는다

폭음이나 폭식하지 않았는데도 일주일에 2~3kg나 체중이 증가하는 경우도 있습니다. 걱정되는 사람은 체중 변화를 기록해보시기 바랍니다.

심장 질환에 대한 지식과 예방법	▶ 48페이지
간 질환에 대한 지식과 예방법	▶ 52페이지

 신호 알아차리기! 아주 중요한 포인트

올바른 식생활을 하고 있는데도 체중이 갑자기 증가했다면 주의가 필요합니다.
급격히 체중이 증가한 경우 망설이지 말고 병원에 가보길 바랍니다.

소변에 나타나는 내장 질환 신호 15
심장이 일으키는 의외의 증상 - 야간 빈뇨

심장이 좋지 않을 경우 밤에 나타나기 쉬운 증상 중 하나로 '야간 빈뇨'가 있습니다. 의외의 증상처럼 보일 수 있지만, 여기에는 의학적으로 타당한 이유가 있습니다.

의외의 증상을 통해 심장의 손상을 발견하다

주로 몸을 일으킨 상태로 있는 낮 동안에 심장의 상태가 안 좋으면 혈액 순환도 원활하지 않을 수 있으며, 소변을 만들어내는 신장으로 가는 혈류도 그다지 좋지 않을 수 있습니다. 하지만 밤에 누워 있을 때는 혈액이 몸을 순환하기 쉬워지고, 신장으로 가는 혈류도 좋아지기 때문에 화장실에 가는 횟수가 늘어나게 되는 것입니다.

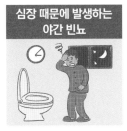

낮 동안 혈액 순환이 원활하지 않다가 자는 동안 혈액이 순환되기 때문에 야간 빈뇨가 발생합니다.

남성의 경우 전립선 문제 등도 생각해볼 수 있겠지만, 심장 관련 다른 증상들과 함께 나타나는 경우 심장이 안 좋아진 것이 원인일 수 있으므로 주의해야 합니다.

신호 알아차리기! 아주 중요한 포인트

야간 빈뇨를 자각했다면 다른 이상 증상이 나타나지 않았는지 확인해보세요.

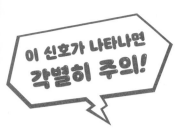

소변에 나타나는 내장 질환 신호 16

신장 기능 저하가 원인 - 소변에 거품, 야간 빈뇨

신장 기능이 저하되면 소변에 단백질이 빠져나오게 됩니다. 그리고 빠져나온 단백질의 양이 상당히 많을 경우, 소변에 거품이 발생하는 경향이 있습니다. 특별한 이상이 없어도 소변에 거품이 생길 수 있지만, 거품의 양이 상당히 많거나 '최근에 자주 다리가 붓는' 등 다른 증상이 함께 나타나면 주의가 필요합니다.

소변에 거품이 발생하는 증상은 가볍게 볼 수 없다

단백질에 관해서는 소변 검사로 간단히 확인할 수 있는데, 그때 소변 단백질이 '3+'라는 높은 수치를 보일 수도 있습니다. 그 경우 신장의 이상을 확인해볼 필요가 있습니다.

또한 소변 관련 증상으로 화장실에 가는 횟수가 증가합니다. 신장이 안 좋아지면 소변을 농축하는 힘, 즉 확실하게 노폐물이 담긴 진한 농도의 소변을 만드는 기능이 저하되기 때문에 같은 양의 노폐물을 몸 밖으로 배출하려면 정상 상태일 때에 비해 더 많은 수분을 투입시켜야 합니다.

이에 따라 소변의 양이 증가해 결과적으로 빈뇨 상태가 되는 것입니다. 또한 야간에 자주 화장실에 가는 것도 주의가 필요합니다. 야간 빈뇨는 잠들기 전에 물을 너무 많이 마시거나 약물의 영향으로도 발생할 수 있지만, 신장 기능의 저하로 발생하는 예도 있습니다.

빈뇨나 다리 부종이 동반된다면 병원으로

신장이 제 역할을 다하지 못하면 원래 배출해야 할 나트륨을 낮 동안에 제대로 배출하지 못해 몸에 쌓일 수 있습니다. 이 경우 우리 몸은 밤에 자는 동안 혈압을 높여 나트륨을 배출하려고 합니다. 야간 빈뇨는 전립선 비대증이나 방광염 등 다른 원인도 고려할 수 있지만, 한 번쯤 신장 이상을 의심해볼 필요가 있습니다.

야간 빈뇨의 경우 2회 이상이 기준입니다. 치료에 대해서는 자가진단이 아닌 빈뇨가 무엇 때문에 발생하는지 정확히 파악할 필요가 있으므로 병원에서 진료받는 것이 가장 좋습니다.

소변에 거품이 생기는 원인

신장 기능이 저하되면 소변에 많은 단백질이 빠져나와 거품이 생깁니다.

신장 질환에 대한 지식과 예방법 ▶ 56페이지

> **⚠ 신호 알아차리기! 아주 중요한 포인트**
>
> 소변의 거품뿐만 아니라 화장실 가는 횟수 증가, 야간 빈뇨, 다리 부종이 느껴진다면 병원에서 검사받아 보기 바랍니다.

일본 사망 원인 2위는 심장 질환
- 심장 질환에 대한 지식과 예방법은?

 '심장 질환'은 '암'에 이어 일본의 사망 원인 2위에 오른 무서운 질병.

심장에서 발생하는 질병을 모두 아울러 '심장 질환'이라고 부릅니다. 이 심장 질환은 다양한 요인으로 인해 심장의 기능이 안 좋아지고 혈액순환에 이상이 생겨 발병합니다. 심장 질환에는 허혈성 심질환, 심장판막증 등의 병이 있습니다.

30대부터 서서히 다가오는 동맥경화

2022년 후생노동성*의 조사(후생노동성, 2022년 인구 동태 통계 〈확정수〉 개황)에 따르면, 일본에서 사망 원인 1위는 악성 신생물(암)로 전체의 24.5%를 차지하고 있으며, 2위는 심장질환으로 14.8%를 차지하고 있습니다. 그중 심부전이 약 42%, 급성 심근경색 등을 포함한 허혈성 심질환이 약 31%를 차지하고 있습니다. 이러한 심장 질환은 고령일수록 발생하기 쉬운 병으로 특히 70세 이상은 주의가 필요합니다. 하지만 한편으로 30~40대에서도 심근경색이나 협심증이 발생할 우려가 있습니다.

심장 질환의 주요 원인인 동맥경화는 젊을 때부터 발병하는 예도 있

---

* 후생노동성 : 일본의 행정조직으로 우리나라의 보건복지부, 고용노동부에 해당합니다. - 편집자 주.

으며 그 원인 또한 다양합니다. 예를 들어 지질이상증, 흡연, 비만, 운동 부족, 스트레스 등 누구나 한 가지씩 생각하는 원인이 있을 것입니다.

심장 질환의 대책으로 균형 잡힌 식사나 운동, 체중 감량 등을 생각할 수 있지만, 동시에 심장이 안 좋아졌을 때 나타나는 신호도 알아 둘 필요가 있습니다. 신호를 알고 있으면 조기에 대처하거나 예방책을 마련할 수 있기 때문입니다.

심장의 SOS는 예상치 못한 증상이 많은 것이 특징입니다. 심장은 가슴이나 목, 다리 등 예상치 못한 부위에서 신호를 보내옵니다. 이러한 심장의 신호를 놓쳐버리면 심장의 기능은 점점 저하되어 일상생활을 제대로 할 수 없게 됩니다. 따라서 심장이 안 좋아졌을 때의 신호를 꼭 배워두길 바랍니다.

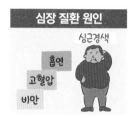

그 외에도 심장을 미리 보호하는 방법은 없을까요? 심장이 안 좋은 상태를 의학용어로 '심부전'이라고 합니다. 심부전은 병명이 아니라 심장의 펌프 기능이 저하되어 혈액을 충분히 보낼 수 없게 된 상태를 말합니다.

흡연, 고혈압, 비만 등으로 인해 심근 경색 등 심장 질환으로 이어질 수 있습니다.

방치하면 심근경색으로 발전할 가능성도

이러한 심부전에는 다양한 원인이 있지만, 우리가 명확하게 대처할 수 있는 것들이 있습니다. 예를 들어 부정맥입니다. 부정맥은 '맥이 느리게 뛰거나 반대로 빠르게 뛰는 상태' 혹은 '불규칙하게 뛰는 상태'를 말합니다. 심방세동이라는 명칭의 부정맥을 비롯해 여러 종류의 부정맥이 심부전의 원인이 될 수 있습니다.

심장이 보내는 신호를 절대 놓치지 않는다

이런 부정맥은 건강검진 시 심전도 검사를 통해서 혹은 셀프 맥박 체크, 심지어 스마트워치에서 이상이 감지된 경우 등 우리가 알아차릴 수 있는 타이밍이 꽤 많습니다.

맥박이 일정하지 않지만 잘 모르겠으니 그냥 놔두자고 생각해서는 안 됩니다. 망설이지 말고 병원에 가서 부정맥에 대한 정밀 검사를 받아보는 것이 중요합니다.

그리고 생활습관병 대책도 마찬가지입니다. 생활습관병에는 당뇨병이나 비만 등 여러 가지가 있는데, 심장과 관련해서 특히 중요한 것이 바로 '고혈압'입니다. 고혈압은 '고혈압성 심부전'이라는 말이 있을 정도로 심장과 밀접한 관계가 있으며, 방치하면 심장의 혈관을 손상시켜 심근경색으로 이어질 위험이 있습니다. 생활습관병에 대한 대책을 실행하는 것이 심부전과 심근경색 예방으로 이어지는 길이기도 합니다.

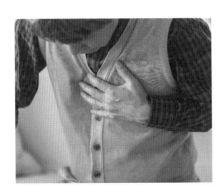

심장이 보내는 신호는 일상생활 속에서 서서히 나타나기 때문에 지식이 없으면 놓치는 경우가 많습니다. 따라서 이 책에서 소개한 증상을 확실하게 기억해두고, 이상을 느끼면 적극적으로 의사와 상담하시기 바랍니다.

놓칠 수 없다! 심장 질환의 7가지 신호

① 계단을 오를 때 숨 가쁨
② 수면 중 기침, 호흡 곤란
③ 도드라지게 불거진 목 혈관
④ 식욕 부진, 나른함

⑤ 다리 부종
⑥ 복부 둘레 및 체중 증가
⑦ 야간 빈뇨

심장 질환의 주요 원인은 동맥경화

심장 질환이란?	원인	대책
심장에서 발생하는 질병의 총칭입니다. 동맥경화는 여러 심장병의 방아쇠가 됩니다.	지질이상증, 흡연, 비만, 운동 부족, 스트레스 등으로 인해 발생하기 쉽습니다.	균형 잡힌 식사, 운동, 체중 감량 등에 신경을 써야 합니다. 심장이 안 좋아졌을 때 나타나는 신호를 알아 두는 것도 중요합니다.

심장 질환의 주요 원인은 동맥경화

심부전이란?	부정맥 알아차리기	고혈압에 주의하기
심장의 펌프 기능이 저하되어 혈액을 충분히 보낼 수 없는 상태를 의미합니다(질병명이 아님).	부정맥은 건강검진 시 심전도 검사나 셀프 맥박 체크, 스마트워치 감지 기능 등을 통해 알아차릴 수 있습니다.	고혈압을 방치하지 말아야 합니다. 적절한 식사와 운동에 신경을 쓰고 생활습관병 대책을 세웁니다.

대책

증상이 잘 드러나지 않는 간 질환을 막자
– 간 질환에 대한 지식과 예방법은?

 SOS 증상을 알아차리지 못하고 방치하게 되면, 간암으로 진행되어 최악의 경우를 초래할 수도 있다.

간은 병에 걸려도 자각 증상이 잘 나타나지 않는 것이 큰 특징입니다. 간 기능이 안 좋아지는 과정은 조용히 진행됩니다. 하지만 어느 한계를 넘어서면 그동안 간이 조절해왔던 세밀한 균형이 무너져 다양한 증상이 나타나기 시작합니다.

간은 자기 회복력이 높아 증상이 잘 드러나지 않는다

그리고 이러한 증상들은 겉보기에는 간이 원인일 것이라고는 예상하지 못하는 경우가 많습니다. 예를 들어 피부나 다리에 증상이 나타날 수 있습니다. 이러한 간의 SOS 신호를 알아차리지 못하고 지나치면, 최악의 경우 간암으로 발전하게 되어 암이 전신으로 전이되고, 수술조차 불가능한 손쓸 수 없는 상태에 이르게 되는 경우도 빈번합니다.

여기서 간의 역할에 대해 다시 짚어보겠습니다. 첫 번째는 '대사(代謝)'입니다. 우리가 섭취한 음식물은 위와 장을 거쳐 간으로 보내집니다. 간에서는 그것들을 다양한 성분과 에너지로 가공합니다. 두 번째는 '저장'입니다. 체내에 흡수된 당분은 간에서 글리코겐으로 저장되어 필요할 때 방출됩니다. 세 번째는 '담즙 생성'입니다. 담즙은 지방을 소화하는 데 필요한 액체로 간에서 만들어집니다.

또한 담즙은 오래된 적혈구 등 우리 몸에 불필요한 것들을 몸 밖으로 배출하는 역할도 합니다. 마지막으로 '유해물질 해독과 분해'입니다. 간의 중요한 역할 중 하나는 체내에서 불필요한 것들을 계속해서 분해하는 것인데, 알코올의 분해도 간에서 이루어집니다.

일본인의 30%가 지방간에 걸린 상태

간은 자기 회복 능력이 뛰어나 약간의 손상을 받아도 스스로 회복하며 계속해서 자신의 역할을 다합니다. 이에 따라 뚜렷한 증상이 나타나기 어려워 '침묵의 장기'라고도 불립니다. 이 책에서 소개한 증상들은 주로 간경화 단계에서 나타납니다. 그리고 이런 간경화가 악화되면 간암으로 진행됩니다. 그렇다면 간경화의 전 단계는 무엇일까요? 그 답이 바로 익히 알려진 '지방간'입니다. 지방간은 간이 저장하는 중성지방이 간 전체의 30% 이상을 차지한 상태를 말합니다. 과도하게 축적된 지방은 염증을 일으키는데, 이를 방치하면 지방간에 반복해서 염증이 발생하게 됩니다. 이로 인해 열심히 일하는 간 세포들은 마치 상처가 난 후의 딱지처럼 딱딱하게 되어 전혀 기능을 수행할 수 없는 상태가 되는 것입니다.

지방간의 원인으로는 과도한 음주나 운동 부족으로 인해 소모되는 에너지보다 섭취하는 에너지가 과도하게 커서 발생하게 되는 '비알코올성 지방간(NAFLD)'을 예로 들 수 있습니다.

이 비알코올성 지방간 환자는 일본에서만 약 1,000만 명이 있는 것으로 알려져 있습니다. 특히 건강검진에서 AST(아스파르트산 아미노

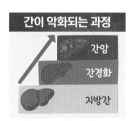

간이 악화되는 과정

간암
간경화
지방간

지방간을 방치하면 간경화로 진행되며 결국 간암으로 악화됩니다.

전이효소 : Aspartate aminotransferase)나 ALT(알라닌 아미노전이효소 : Alanine aminotransferase)와 같은 간 수치가 높거나 BMI(체질량지수) 값이 높은 사람은 주의가 필요합니다. 지방간은 인구 비율로도 상당히 높은 편이므로 결코 가볍게 여겨서는 안 됩니다.

간경화는 간암의 직전 단계인 위험한 상태

지방간 대책 중에서는 '체중 감량'이 가장 효과적입니다. 자기 체중의 7~10%를 감량했더니 비알코올성 지방간 염증이 사라지고, 간경화가 개선되었다는 데이터도 있습니다. 이를 위해서 일상생활을 할 때 유산소 운동이나 근력 운동을 도입해 조금씩 노력해보도록 합시다.

식사는 '지중해식'이 좋다고 알려져 있습니다. 지중해식은 식사 때 견과류나 올리브 오일을 곁들이고, 육류보다 생선을 더 많이 섭취하는 식생활입니다. 또한 설탕이 들어간 음료는 절대 피해야 합니다. 그 대신 블랙커피를 추천합니다. 블랙커피를 마시면 당뇨병이나 간암의 위험을 낮출 수 있다는 데이터도 있습니다.

하루의 섭취 칼로리를 계산하거나 음주 기록을 작성해 알코올을 줄이는 등의 노력을 기울이면, 간이 보내는 신호를 비교적 쉽게 발견할 수 있을 것입니다.

놓칠 수 없다! 간 질환의 7가지 신호

① 입 냄새
② 피부 가려움증
③ 피부가 노랗게 변함
④ 피부에 거미 모양의 반점이 나타남
⑤ 손바닥에 붉은 도넛 모양이 나타남
⑥ 다리 부종
⑦ 복부 둘레 및 체중 증가

간의 중요한 4가지 기능은?

대사	저장	담즙 생성	유해물질 해독과 분해
위와 장을 통해 섭취된 음식물이 간으로 보내져 다양한 성분과 에너지로 가공됩니다.	체내에 흡수된 당분은 간에서 글리코겐으로 저장되어 필요할 때 방출됩니다.	지방을 소화하는 데 필요한 담즙은 간에서 생성됩니다. 이러한 담즙은 우리 몸에 불필요한 물질을 몸 밖으로 배출시킵니다.	체내에서 불필요한 물질을 분해합니다. 섭취한 알코올을 분해하는 것도 간의 중요한 역할입니다.

간의 악화를 막는다! 지방간을 예방하자

지방간이란?

간에 쌓인 중성지방이 간 전체의 30% 이상을 차지한 상태를 말합니다.

대책

체중의 7~10%를 감량하는 것을 목표로 유산소 운동이나 근력 운동을 시작합니다. 식사로는 견과류와 올리브 오일을 포함한 지중해식을 추천하며, 육류보다 생선을 더 많이 섭취합니다.

생활습관병의 수만큼 위험이 크다
- 신장 질환에 대한 지식과 예방법은?

 생활습관병이 많으면 많을수록 신장에 가해지는 손상은 더 커진다.

신장은 혈액에서 불필요한 염분과 노폐물을 걸러내어 소변으로 배출하는 기능을 합니다. 또한 혈압과 체액량을 조절하는 등 다양한 역할을 담당하고 있습니다. 신장의 기능이 저하되면 소변이 나오지 않거나 노폐물이 체내에 축적되어 요독증이 발생할 위험이 있습니다.

최악의 경우 인공투석이 필요할 수도 있다

또한 지금까지 잘 유지되던 체내 균형이 무너지면서 컨디션 저하나 이상 증세가 발생할 수도 있습니다. 이런 증상들은 신장과 즉시 연관 짓기 어려운 경우가 많습니다. 그래서 곧바로 알아차리지 못해 신장 질환이 악화되고, 최악의 경우에는 인공투석이 필요할 수도 있습니다. 인공투석이란 기능을 잃은 신장을 대신해 인공 신장 필터를 사용해 혈액에서 불필요한 수분이나 노폐물을 제거하는 치료법을 말합니다. 일반적으로 주 3회이고, 한 번 받을 때마다 4~5시간씩 치료가 필요합니다. 일본 투석의학회의 2021년 조사에 따르면, 만성 투석 치료받는 환자는 34만 9,700명에 달합니다. 연령대별로는 70세 이상, 75세 미만이 가장 많지만, 20대 환자도 있으며 나이가 들수록 증가하는 경향을 보입니다. 신장에 이상이 생겼을 때나 혹은 그 전에 예방하는 방법은 무엇일까요? 신장 기능이 저하되는 주된 원인 중 하나는 '동맥경화'입니다. 이는 신장에 충분한 혈액이 흐르지 않게 되는 상태를 말합니다.

신장은 기능이 떨어지면 절대 회복되지 않는다

동맥경화의 원인으로는 고혈압, 투석 환자 중 40%가 앓고 있는 당뇨병, 통풍신 등이 있습니다. 통풍신이란 통풍으로 인한 신장 장애를 말합니다.

통풍은 어느 날 갑자기 발가락 관절 등이 부어오르며 극심한 통증이 발생하는 질환으로, 주로 남성에게서 많이 발병됩니다. 발작이 일어나면 2~3일 동안 걷지 못 하는 예도 있을 정도로 심각해질 수 있습니다. 근본적인 치료를 하지 않으면 발작이 반복되며 병증이 악화됩니다. 통풍의 원인은 고요산혈증이라고 불리는 것으로, 이는 체내에서 생성되는 요산이 과도하게 증가함으로써 발생합니다. 고요산혈증이 장기간 지속되면 신장에 심한 손상을 줍니다.

이러한 문제를 예방하기 위해서는 필수적으로 생활습관병을 개선해야 합니다. 고혈압이나 통풍신 등 생활습관병을 많이 앓고 있을수록 신장 기능이 악화될 가능성도 커집니다. 일상적인 식사, 적절한 운동, 충분한 수면 등 생활습관을 철저히 관리하는 것이 중요합니다.

마지막으로 소변 검사의 경우 단 한 번의 검사 결과로 판단하지 말고, 재검사를 통해 '실제로 이상 증세가 있는지'를 확인하는 편이 좋습니다. 운동 후나 단백질을 과도하게 섭취한 경우 요단백

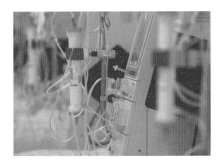

이 양성으로 나올 수 있기 때문입니다. 요단백은 '-, +, 1+, 2+, 3+'이 다섯 가지 단계로 판정되며, 1+ ~ 3+일 경우 꼭 재검사받아야 합니다.

소변 검사와 혈액검사를 통해 신장의 상태를 파악하다

건강검진 항목에는 포함되지 않을 수 있지만, 혈액검사를 통해 '크레아티닌(Creatinine)' 수치를 확인하는 것도 효과적입니다. 크레아티닌은 운동 후 근육 등에서 나오는 일종의 '노폐물'입니다. 신장 기능이 저하되면 이러한 노폐물을 소변으로 배출하는 기능도 떨어지기 때문에, 크레아티닌 수치를 확인해봄으로써 신장의 건강 상태를 확인할 수 있습

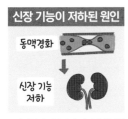

동맥경화가 발생하면 신장에 충분한 혈액이 흐르지 않아 신장 기능 저하를 일으킬 수 있습니다.

니다. 하지만 크레아티닌 수치는 개인차가 크고, 운동 등에도 영향을 받기 때문에 실제 판단할 때는 eGFR이라고 불리는 수치로 변환한 것을 기준으로 삼는 것이 좋습니다. eGFR 수치가 60 이하인 경우 신장병에 걸렸을 가능성을 의심해봐야 합니다.

놓칠 수 없다! 신장 질환의 5가지 신호

① 숨 가쁨, 쉽게 피로해짐
② 피부 가려움증, 건조함, 색소침착
③ 쉽게 혈압 상승

④ 다리 부종
⑤ 소변에 거품, 야간 빈뇨

신장 기능을 잃게 되면 인공투석이 필요하다

인공투석은 기능을 상실한 신장을 대신해 '다이얼라이저(dialyzer)'라고 불리는 인공 신장 필터(인공투석기)를 사용해 혈액에서 불필요한 수분과 노폐물을 제거하는 방법으로 '혈액 투석'이라고도 불립니다. 일반적인 치료 빈도는 주 3회, 한 번 치료받을 때마다 4~5시간이 소요됩니다. 또 다른 방법으로는 자신의 복막 모세혈관과 복강에 투석액을 주입해 투석을 진행하는 '복막 투석'이 있습니다. 이 경우에는 월 1회 정도 통원이 필요합니다.

신장의 악화를 막는다! 효과적인 예방 방법은?

대
책

먼저 생활습관병에 주의해야 합니다. 염분을 줄이고, 단백질을 과도하게 섭취하지 않는 등 식단을 개선하며, 적절한 운동과 충분한 수면을 유지하는 것이 중요합니다. 또한 정기적으로 소변 검사와 혈액검사를 받아 자신의 신장의 상태를 파악하는 것이 중요합니다. 혈액검사의 경우 eGFR이라고 불리는 수치를 기준으로 삼으며, 이 수치가 60 이하인 경우에는 주의가 필요하고 의사와 상담해야 할 필요가 있습니다.

귀찮다고 피하지 말고 적극적으로 검사받자!
혈액검사로 무엇을 알 수 있을까?
위험한 수치는 어느 정도?

> 숨겨진 질병을 정확하게 찾아낼 수 있는 혈액검사.
> 절대 귀찮다고 피하지 말고 적극적으로 검사받자!

건강검진을 받을 때 하게 되는 혈액검사는 과연 무엇을 검사하고 있는 것일까요? 혈액검사는 크게 '일반 혈액검사'와 '생화학 검사', 이 2가지 종류로 나뉩니다.

일반 혈액검사에서는 적혈구, 백혈구, 혈소판 등의 수치를 측정해 빈혈, 백혈병, 심근경색, 갑상선 기능 저하증 등을 진단합니다. 한편 생화학 검사에서는 콜레스테롤 수치, 혈당 수치, 요산 수치 등을 측정해 신장이나 간 기능 이상, 당뇨병, 지질이상증, 통풍 등을 진단합니다. 이 중에서 이 책에서 자주 언급되는 '생활습관병'과 관련된 수치는 HbA1c와 콜레스테롤·중성지방 수치입니다.

결론적으로 당뇨병 지표가 되는 HbA1c가 5.7%를 초과하는 사람은 경고 발생입니다. 지금 당장 생활습관을 개선할 필요가 있습니다. 또한 콜레스테롤·중성지방의 경우 정상 기준치는 아래와 같습니다.

① LDL(나쁜) 콜레스테롤 : 140mg/dl 미만
② HDL(좋은) 콜레스테롤 : 40mg/dl 이상
③ 중성지방 : 150mg/dl 미만

이 중에서 ①에 관한 수치가 160mg 이상일 경우 심근경색 등 심장 질환에 걸릴 위험이 2.6배 증가한다는 연구가 있습니다. 여기에 해당하는 사람은 한번 병원을 방문해보는 것이 좋습니다.

또한 ③의 중성지방 수치가 300mg을 초과하면 심장 질환에 걸릴 위험이 2배 증가한다는 논문이 있습니다. 이 또한 주의해야 합니다.

어쨌든 건강검진은 받는 것으로 끝나는 것이 아니라, 의사의 설명을 듣고 자신도 수치를 꼼꼼히 확인하는 것이 중요합니다.

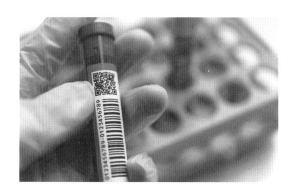

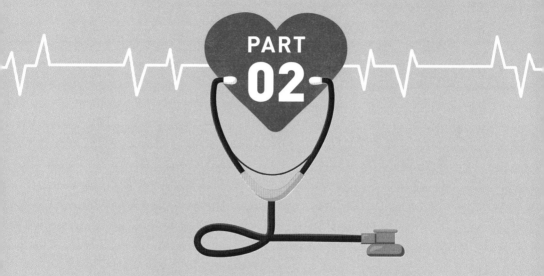

PART
-02-

건강 수명을 대폭 줄이는
당뇨병, 뇌경색, 녹내장에서
우리 몸 지키기

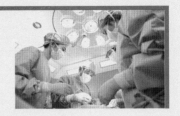

일본의 당뇨병 예비군이 무려 1,000만 명이나

'만병의 근원'이라고 불리는 병을 알고 있으신가요? 그것은 바로 당뇨병입니다. 고지혈증이나 고혈압 등과 함께 생활습관병으로 불리는 당뇨병은 과식이나 흡연, 스트레스 등 다양한 원인에 의해 발생합니다. 당뇨병 자체는 생명에 직접적인 위협이 되지 않지만, 최악의 경우 실명에 이를 수 있는 '당뇨망막병증'이나, 악화되면 인공투석이 필요한 '당뇨병성 신장 질환', 그리고 발을 절단해야 할 수도 있는 '당뇨병성 말초신경병증' 등 심각한 합병증을 일으키는 두려운 병입니다.

일본에는 약 1,000만 명의 당뇨병 예비군이 있다고 하니 결코 남의 일로 생각해서는 안 됩니다. 당뇨병도 초기에는 증상이 나타나지 않습니다. 검사를 통해 혈당 수치를 측정하지 않으면 자신도 모르는 사이에 병이 진행됩니다.

또한 동맥경화로 인해 발생하는 뇌경색의 경우에도 초기에는 '손에 들고 있는 것을 떨어뜨리거나', '발음이 어눌해지는' 등 생각지도 못한 초기 증상이 나타납니다. 하지만 증상이 경미한 경우에는 방치하기 쉽습니다.

당뇨병이나 뇌경색은 우리의 건강 수명을 크게 단축시키는 병이지만, 증상이 서서히 조금씩 나타나기 때문에 매우 성가십니다. 하지만 이러한 증상을 정확하게 포착할 수만 있다면, 조기에 치료를 시작해 병을 미연에 방지할 수 있습니다. 이번 파트에서는 이러한 신호들에 관해 설명하고자 합니다.

당뇨병과 마찬가지로 녹내장 또한 조기 발견이 중요합니다. 당뇨병의 영향을 받는 경우도 있는 녹내장은 일본인의 실명 원인 중 상위에 자리매김하고 있으며, 가볍게 생각하다가는 노후에 매우 불편한 생활을 하게 될 것입니다. 매년 건강검진이나 종합검진을 받는 사람일지라도 정기적으로 눈 검사를 받는 경우는 의외로 드뭅니다. 하지만 녹내장 또한 중대한 병 중 하나이니 반드시 발병 초기 증상에 대해 알아두시기 바랍니다.

눈과 얼굴에 나타나는 중병의 위험한 신호 1
급격한 시력 저하는 반드시 경계 - 시력 저하

뇌경색의 전조 증상은 눈에 나타나기도 합니다. 이 경우 갑자기 한쪽 눈의 시력이 저하되거나 한쪽 눈이 보이지 않게 되는 경우가 있습니다. 이 무서운 증상은 의학용어로 '일과성흑내장(일과성흑암시)'이라고 불립니다.

갑자기 한쪽 눈이 보이지 않게 되면 뇌경색의 전조 증상

고혈압이나 생활습관병 등으로 인해 동맥경화가 진행되면 목 부위의 경동맥에 혈전이 생길 수 있습니다. 그 혈전이 경동맥에서 갈라져 나온 안동맥(눈동맥) 쪽으로 이동해 눈 혈관에 끼게 되면 영양 공급이 차단되

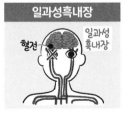

갑자기 시력이 떨어진 것 같다면 주의해야 합니다. 뇌경색이 발생했을 가능성이 있습니다.

면서 시력이 저하됩니다. 이후 혈전이 풀리면 다시 시력이 회복될 수도 있지만 혈전이 뇌로 이동할 가능성도 있고, 그 경우 그대로 시력을 잃기도 하기 때문에 일각을 다투는 급박한 상황임을 염두에 두시기 바랍니다.

뇌경색에 대한 지식과 예방법 ▶ 100페이지

 신호 알아차리기! 아주 중요한 포인트

뇌경색의 징조로 한쪽 눈의 시력이 저하되거나 일시적으로 시력을 잃는 경우도 있습니다. 이러한 증상이 나타나면 즉시 병원에 가야 합니다.

눈과 얼굴에 나타나는 중병의 위험한 신호 2

시야가 사라지면 뇌경색의 전조증상
- 사물이 흐릿하게 보인다

뇌의 후두엽이라는 장소에서는 시각 정보를 처리하고 있습니다. 왼쪽 후두엽은 '오른쪽 시야', 오른쪽 후두엽은 '왼쪽 시야'를 담당합니다. 그런데 이 후두엽에 뇌경색이 발생하면 두 눈 중 한쪽 절반이 보이지 않거나 사물이 흐릿하게 보입니다. 이를 의학용어로 '동측 반맹(homonymous hemianopia)'이라고 부르는데, 한쪽 눈의 시력을 완전히 잃었을 때와는 다르게 양쪽 눈이 서로 시야를 보완하기 때문에 알아차리기 어려운 경우가 많습니다.

뇌경색이 발생하면 우리 눈의 시야 절반이 사라진다

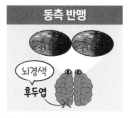

한쪽 눈이 아니라 양쪽 눈 모두 각각 절반이 보이지 않습니다.

증상을 인식하지 못한 채 생활하다 보면 거리 감각이 이상해지고, 몸을 자주 부딪치게 됩니다. 만약 일상생활을 할 때 보는 데 불편함이 느껴진다면, 눈을 한 쪽씩 가려서 시야를 확인해보기 바랍니다.

신호 알아차리기! 아주 중요한 포인트

양쪽 눈에서 동일한 쪽의 시야가 사라지는 것은 뇌경색의 증상입니다. 한 쪽씩 눈을 가려서 시야를 확인해보세요.

눈과 얼굴에 나타나는 중병의 위험한 신호 3
당뇨병과 눈은 밀접한 관계
- 눈이 쉽게 침침해진다

당뇨병이 진행되면 눈이 침침해지거나 시력이 저하될 수 있습니다. 이 현상은 의학용어로 '당뇨망막병증'이라고 불리며, 때로는 주변에 아무것도 날아다니지 않는데도 벌레 같은 것이 시야에 들어오는 '비문증'이라는 증상이 나타날 수도 있습니다.

아무것도 날아다니지 않는데 벌레가 눈에 보인다

우리 눈에는 매우 가느다란 혈관이 지나가며 이를 통해 영양분을 공급받고 있습니다. 그런데 당뇨병으로 인해 이 가느다란 혈관이 손상을 입으면 망막에 영양이 제대로 전달되지 않아 눈이 침침해지거나 시력이 저하되고 비문증이 발생하기도 합니다.

이처럼 당뇨병과 눈은 밀접하게 관계가 있습니다. 갑자기 눈이 침침해지거나 잘 보이지 않는 증상이 지속된다면 일단 안과에 가서 진찰받아보는 것이 좋습니다.

시력이 저하된다

망막

눈의 가느다란 혈관에 영양이 충분하게 공급되지 않아 시력 장애가 발생합니다.

당뇨병에 대한 지식과 예방법 ▶ 108페이지

 신호 알아차리기! 아주 중요한 포인트

당뇨병이 진행되면 눈이 침침해지거나 시력 저하 등 눈에 증상이 나타날 수 있습니다.

눈과 얼굴에 나타나는 중병의 위험한 신호 4

검은 눈동자 주변의 그물망 모양을 경계
- 검은 눈동자(동공) 충혈

녹내장에 있어서 절대로 놓쳐서는 안 될 것이 있습니다. 바로 검은 눈동자(동공) 부분에 나타나는 위험 신호입니다. 사실 녹내장에 걸리면 검은 눈동자 주변이 충혈됩니다. 언뜻 보면 '그냥 단순한 눈 충혈 아니야? 게임을 좋아하는 아들이 자주 그러는데'라고 생각할 수 있지만, 일반적인 충혈과는 큰 차이가 있습니다. 대체로 일반적인 충혈은 결막 부분, 즉 흰자위 부분이 충혈되어 눈꺼풀 뒤쪽까지 붉어지는 경우가 많습니다.

검은 눈동자 주변에 그물 모양이 생기면 녹내장을 의심해보자

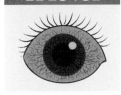
검은 눈동자 충혈

검은 눈동자 주변이 그물망 모양으로 붉게 충혈됩니다.

한편 녹내장의 경우 검은 눈동자 주변이 그물망 모양으로 충혈됩니다. 이 신호를 의학용어로 '모양충혈(毛樣充血)'이라고 부릅니다. 그리고 녹내장의 경우 눈꺼풀 뒤쪽은 충혈되지 않으니 꼭 기억해두시기 바랍니다.

신호 알아차리기! 아주 중요한 포인트

녹내장은 흰자위가 아닌 검은 눈동자 주변이 충혈됩니다. 단, 눈꺼풀 뒤쪽은 충혈되지 않습니다.

눈과 얼굴에 나타나는 중병의 위험한 신호 5

안압의 상승으로 인해 발생
- 극심한 두통과 눈의 통증

'지금까지 느껴본 적 없는 극심한 두통이나 눈의 통증'을 경험해보신 적이 있나요? 사실 이것은 녹내장이라는 눈 질환의 위험 신호입니다. 녹내장은 눈의 신경에 장애가 발생하는 병입니다. 눈은 안구에서 받아들인 정보를 시신경이라는 신경을 통해 뇌에 직접 전달합니다. 하지만 녹내장에 걸리게 되면 이 시신경이 다양한 이유로 제대로 기능하지 못하게 되고, 그로 인해 눈에 극심한 통증이 느껴지거나 시각 장애가 발생하는 등 이상 징후가 나타나게 됩니다.

급격한 눈의 이상은 안압 상승이 원인이다

그 원인 중 하나로 '안압 상승'을 들 수 있습니다. 눈 안에는 '방수(房水)'라고 불리는 액체가 순환하고 있는데, 이것이 무언가의 이유로 방해받아 막히게 되면 안압이 상승하고, 시신경이 압박받아 심각한 손상을 입게 됩니다.

방수가 막히게 되면 한순간에 안압이 올라가고, 최악의 경우 하룻밤 사이에 실명할 수도 있습니다. 이를 의학용어로 '급성 녹내장 발작'이

라고 합니다. 급성 녹내장 발작
이 발생하면 안압이 급격하게 상
승하며, 눈이 마치 골프공처럼
딱딱해지는 예도 있습니다. 또한
급성 녹내장 발작의 경우 눈이
침침해지거나 구토 증상이 동반
되기도 합니다.

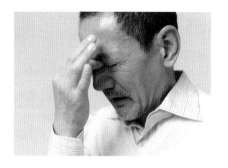

극심한 통증을 느꼈다면 응급 치료가 필요하다

급성 녹내장 발작이 발생할 경우, 안압을 낮
추는 수액이나 안약으로 응급 치료를 할 필요
가 있습니다. 따라서 눈에 극심한 통증이 느껴
지면 즉시 안과를 방문하는 것이 좋습니다. '어
떻게든 참을 수 있으니 잠시 지켜보자'라고 생
각했다가 그사이에 녹내장이 진행되어 시력을
잃은 사례도 있으니 주의가 필요합니다.

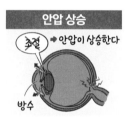

안압 상승

방수

눈 안에 방수가 가득 차면 안압이 올
라가고 통증이 발생합니다.

녹내장에 대한 지식과 예방법

▶ 104페이지

! 신호 알아차리기! 아주 중요한 포인트

녹내장으로 안압이 상승하면 눈에 극심한 통증이나 두통을 느낄 수 있습니다. 그
경우 즉시 병원에 가서 검사받는 것이 좋습니다.

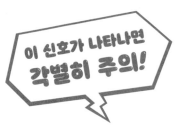

눈과 얼굴에 나타나는 중병의 위험한 신호 6

천천히 녹내장이 진행되고 있다
- 시야가 점점 좁아진다

녹내장의 경우 눈에 지금까지 느껴본 적 없는 극심한 통증과 같은 급성 발작이 나타나는데, 이 경우에는 알아차리기 쉽고 대처하기도 쉽습니다. 반대로 정말 무서운 것은 자각 증상이 잘 나타나지 않은 채 서서히 진행되는 유형입니다. 그렇다면 이러한 녹내장의 신호는 일상생활에서 어떻게 알아차릴 수 있을까요?

알지 못하는 사이에 녹내장이 서서히 진행되고 있다!

서서히 진행되는 녹내장 증상 중에서 가장 흔한 것은 점점 시야가 좁아지는 경우입니다. 녹내장 증상이 나타나기 시작하면 처음에는 눈의

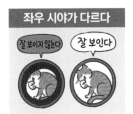

오른쪽 눈은 잘 보이는데 왼쪽 눈은 잘 안 보이는 현상이 발생합니다.

중심이 아닌 가장자리 부분부터 서서히 잘 안 보이게 되는 경우가 많습니다. 하지만 눈은 두 개이기 때문에 이 단계에서는 한쪽 눈이 잘 안 보이더라도 다른 쪽 눈이 정상적으로 보여 서로 보완해 알아차리기 어렵습니다.

좌우가 다르게 보이는 경우, 안과에서 검사를 받아보자

녹내장이 진행되면 이번에는 눈의 위쪽 부분이 점점 보이지 않게 되다가 결국 중심 부분마저 잘 안 보이게 됩니다. 이때야 비로소 상황의 심각성을 깨닫게 되지만, 녹내장은 이미 상당히 진행된 경우가 많아 주의가 필요합니다. 사실 시야에 관해서는 스스로 확인해볼 수 있는 방법이 있습니다. 그 방법은 다음과 같습니다.

① 의자에 앉아 똑바로 정면을 본 상태에서 한쪽 눈을 감고 자기 손가락을 앞으로 내밀어 상하좌우로 움직여 봅니다(반대쪽 눈도 동일하게 반복).
② 다음으로 한쪽 눈을 감고 손가락을 대각선으로 최대한 움직여 보고(반대쪽 눈도 반복), 좌우 시야 범위에 차이가 없는지 확인합니다.

만약 '오른쪽 눈 위쪽 부분이 명확하게 보이지 않는다'라거나 '보이는 범위가 좌우 다르다'라고 느껴진다면 녹내장일 가능성이 있으므로 일단 안과에 가서 검사받아보는 것이 좋습니다. 안과에서는 시야 검사라고 해서 어디부터 어디까지 범위가 제대로 보이는지 검사를 통해 더 정확히 확인할 수 있습니다. 또한 시야의 결손 정도로 녹내장의 진행 정도도 알 수 있습니다.

녹내장에 대한 지식과 예방법   ▶ 104페이지

 신호 알아차리기! 아주 중요한 포인트

급작스러운 발작이 아닌 서서히 진행되는 녹내장이 더 발견하기 어렵고 위험합니다. 평소에 시야의 범위 등을 확인해두세요.

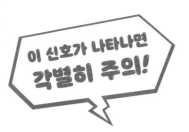

눈과 얼굴에 나타나는 중병의 위험한 신호 7

얼굴을 통해 뇌의 이상을 포착하다
- 얼굴이 일그러진다

뇌경색은 뇌의 혈관이 갑자기 막혀 혈류가 끊기고 뇌의 신경 세포가 죽어버리는 무서운 질병입니다. 뇌경색의 증상은 다양하지만, 그중에서도 뇌경색 여부를 판단하는 데 있어 특히 중요한 신호가 바로 '얼굴이 일그러지는 증상'입니다.

얼굴의 비대칭으로 시작되는 뇌세포가 죽는 질병

병원에 뇌경색이 의심되는 환자가 오면 얼굴의 움직임에 대해 다양한 검사를 합니다. 예를 들어 '이마에 힘을 주고 주름 잡아 보세요'라든지 '눈을 꽉 감아보세요'와 같이 말입니다. 또한 '혀를 앞으로 쭉 내밀어보세요' 같은 요청도 합니다. 사실 이는 얼굴의 좌우에 '차이'가 있는지를 확인하기 위한 검사입니다. 뇌경색으로 인해 얼굴에 증상이 나타난 경우 다음과 같은 증상이 나타납니다.

① 마비로 인해 얼굴 한쪽에 주름이 잡히지 않음.
② 한쪽 눈만 감지 못함.

③ '이-'라고 발음했을 때 한쪽 입꼬리가 올라가지 않음.
④ 혀를 곧게 내밀지 못하고 휘어져 버림.

그래서 뇌경색 환자의 경우 얼굴이 일그러져 보일 수 있습니다.

입이 마비되어 음료를 흘리는 경우도 있다

또한 뇌경색의 증상으로 마비된 쪽의 팔자주름이 사라질 수도 있습니다. 특히 입의 경우 마비된 쪽에 힘이 들어가지 않아 입꼬리가 처지기 때문에 음료를 마실 때 흘리게 됩니다. 이러한 상황으로 인해 처음 증상을 알아차리는 경우도 많습니다. 뇌경색에 의한 얼굴의 일그러짐이나 좌우 체크는 거울을 통해 스스로 확인해볼 수 있으니 걱정되는 사람은 꼭 시도해보시기 바랍니다.

이러한 얼굴 증상은 바이러스 감염 등으로 인해 안면 신경이 마비되었을 때도 발생할 수 있습니다. 그렇지만 일반인이 뇌경색인지, 아닌지 정확히 구별하기란 매우 어렵습니다. 따라서 얼굴이 일그러졌음을 알아차린 즉시 응급실에 가는 것이 좋습니다.

얼굴 좌우 비대칭

얼굴이 좌우 표정이 다르고 혀도 한쪽으로만 내밀게 됩니다.

뇌경색에 대한 지식과 예방법 ▶ 100페이지

> ⚠ **신호 알아차리기! 아주 중요한 포인트**
>
> 뇌경색에 걸리면 얼굴의 좌우 표정이 전혀 달라지는 현상이 발생합니다. 스스로 거울 앞에서 확인할 수 있으니 한번 해보기 바랍니다.

눈과 얼굴에 나타나는 중병의 위험한 신호 8

뇌에 심각한 손상이 가해졌을 경우
- 말이 어눌해진다

증상은 가볍지만 뇌에 심각한 손상이

사람은 말을 할 때 혀와 입 주변의 근육을 사용합니다. 따라서 혀나 입 근육에 명령을 내리는 경로에 뇌경색이 발생하면 근육을 제대로 제어할 수 없게 되어 발음이 분명하지 않거나 말을 제대로 할 수 없게 됩니다. 또한 심할 경우 입꼬리가 처져서 물을 제대로 마실 수 없는 등의 증상도 나타날 수도 있습니다. 이는 대뇌피질의 일부에 뇌경색이 발생한 것이 원인으로, 이 경우 명확한 반신 마비가 아닌 부분적으로 가벼운 증상이 나타납니다.

말이 어눌하다

발음이 분명하지 않거나 말을 제대로 할 수 없게 되는 경우도 있습니다.

발음이 제대로 되는지 의심스러울 때는 '카, 타, 파'를 연속해서 말해보세요. 제대로 말할 수 없는 경우 '구음장애'가 발생할 가능성이 있으므로 신경과를 방문해보길 바랍니다.

뇌경색에 대한 지식과 예방법 ▶ 100페이지

신호 알아차리기! 아주 중요한 포인트

뇌경색의 신호는 가벼운 언어 장애로 나타날 수 있으니 주의해야 합니다.

중병의 위험한 신호 9

갑자기 일어설 수 없는 경우
- 어지러움과 구토

어지러움증은 귀 문제로 인해 발생하는 경우가 많지만, 뇌경색의 증상으로도 잘 알려져 있습니다. "아침에 일어났더니 갑자기 어지러워서 일어설 수 없었고, 구급차로 병원에 실려 갔더니 뇌경색 진단을 받았다…" 이런 이야기를 들어보신 적 없으신가요?

갑자기 일어설 수 없어 구급차로 이송되는 경우도

어지러움 증상은 뇌의 아래쪽에 있는 뇌간이나 소뇌에서 발생한 뇌경색이 원인일 가능성이 있습니다. 특히 소뇌는 대뇌에서 받은 정보를

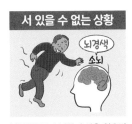

뇌경색으로 소뇌에 손상을 입으면 몸의 균형을 유지할 수 없게 됩니다.

통해 인간의 평형감각을 조절하는 중요한 역할을 합니다. 소뇌에 뇌경색이 발생하면 몸의 균형을 유지할 수 없게 되어 서 있을 수 없거나, 구토가 멈추지 않게 되는 예도 있습니다. 어지러움의 원인을 잘 모르겠다면 일단 뇌경색을 의심해보고 CT 검사를 받아보는 것이 좋습니다.

신호 알아차리기! 아주 중요한 포인트

어지러움이 계속된다면 뇌경색을 의심해보고 빨리 CT 검사를 받는 것이 좋습니다.

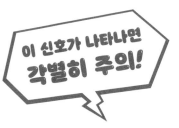

중병의 위험한 신호 10

목이 마르면 당뇨병을 의심
- 목이 자주 마른다

당뇨병이 악화된 상태에서 일상적으로 느끼기 쉬운 증상으로 '갈증'이 있습니다. 이 증상은 특히 주의해야 할 신호이므로 기억해둘 필요가 있습니다.

금세 목이 마르는 증상은 당뇨병의 가장 큰 위험 신호

기상 직후나 운동할 때는 누구나 목이 마르기 마련입니다. 이에 비해 당뇨병 환자는 특별히 땀을 많이 흘리거나 목이 마른 상태가 아님에도 불구하고 수분을 자주 원하게 됩니다. 수분을 섭취해도 갈증이 해소되지 않는 것이 당뇨병의 특징입니다.

이러한 갈증은 당뇨병으로 인해 소변량이 증가해 쉽게 탈수 상태가 되는 것과 연관이 있습니다. 즉, 소변량이 증가하고 체내 수분이 감소해 탈수 상태가 되고, 그 결과 갈증이 발생하는 것입니다. 또한 혈당치가 높아져 혈액 속에 당분량이 많아지면 어떨까요? 아마 걸쭉해진 피를 쉽게 상상해볼 수 있을 것입니다.

당분이 많이 함유된 음료는 당뇨병을 촉진시킨다

이 상태를 방치하면 혈액이 응고되거나 막힐 위험성이 있어서 우리 몸의 사령탑인 뇌는 혈액을 희석하기 위해 '물을 마시라!'고 신호를 보냅니다.

그런데 이때 물이 아닌 당분이 많이 들어간 주스나 콜라, 에너지 드링크 등의 음료를 마시면 어떻게 될까요? 혈액은 더욱 걸쭉해지고 혈당이 상승하기 때문에 뇌는 더욱 물을 마시라는 명령을 내리게 됩니다. 하지만 본인이 그것을 깨닫지 못하고 계속해서 앞과 같은 과정을 되풀이하면 혈당치가 급격하게 치솟아 결국 혼수상태로 병원에 이송되는 예도 있습니다.

이러한 현상을 '페트병 증후군(Soft Drink Ketosis)'이라고 부릅니다. 따라서 당뇨병 환자는 물론, 건강한 사람도 당분이 많이 포함된 음료를 과다 섭취하지 않도록 주의를 기울일 필요가 있습니다.

'최근에 왠지 모르겠지만 심하게 목이 마르다'라는 생각이 들면, 어쩌면 그것은 혈당치를 낮추라고 뇌가 보내는 메시지일지도 모릅니다.

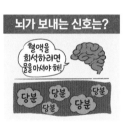

걸쭉한 혈액을 희석하기 위해 뇌가 물을 마시라는 신호를 보냅니다.

당뇨병에 대한 지식과 예방법 ▶ 108페이지

 신호 알아차리기! 아주 중요한 포인트

물을 많이 섭취해도 갈증이 해소되지 않는 것이 당뇨병의 특징입니다. 목이 마르다고 해서 당분이 많이 포함된 음료를 마시는 행동은 당장 그만두어야 합니다.

피부에 나타나는 중병의 위험한 신호 11

가려움은 몸이 보내는 위험 신호
- 피부 가려움증

가려움이 보내는 몸의 위험 신호를 놓치지 말자

가려움은 몸을 보호하려는 중요한 방어 반응입니다. 왜냐하면 우리 몸은 가려움을 통해 우리에게 어떤 이상이 발생하고 있다는 것을 알려주기 때문입니다. 가려움의 원인으로는 주로 다음과 같은 것들이 있습니다.

① 건조함 등 외적인 요인
② 신경의 과민반응
③ 히스타민의 증가
④ 체내의 어떠한 질환

그리고 이 ④번이 당뇨병으로 인한 피부 가려움입니다. 당뇨병에 걸리면 소변 속의 당분량이 증가하면서 소변량도 증가하게 됩니다. 소변량이 증가한다는 것은 즉 수분이 더 많이 빠져나가게 된다는 것입니다. 그 결과 탈수 증상이 발생하기 쉬워지고, 피부가 촉촉함을 잃고 건조해져 가려움이 유발됩니다. 또한 당뇨병으로 인해 자율신경 조절 기능에

문제가 생기면 하체 등에 땀이
잘 나지 않게 되고, 피부에 있는
피지 분비도 줄어듭니다.

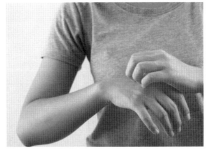

이로 인해 피부는 쉽게 바싹바
싹 건조해지며 이 또한 가려움의
원인이 됩니다. 특히 겨울철에는
가려운 증상이 상당히 심해질 수 있습니다.

원인을 발견해 근본적인 치료를 하자

따라서 갑자기 가려움이 심해졌다면 보습제 등을 사용해 피부를 관
리해야 합니다. 또한 경우에 따라 가려움을 멈추기 위해 스테로이드제
나 항히스타민제를 사용할 필요가 있습니다.

하지만 어느 경우든 가려움 완화제는 응급처
치에 불과하므로 원인을 찾아내어 근본적인 치
료를 해야 합니다. 따라서 일단 병원에서 검사
를 받아보는 것이 중요합니다.

당뇨병과 피부의 관계

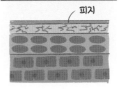
피지

당뇨병으로 인해 자율신경에 문제가
생기면 피부 표면의 피지가 감소해
가려움이 발생합니다.

당뇨병에 대한 지식과 예방법   ▶ 108페이지

 신호 알아차리기! 아주 중요한 포인트

가려움에는 다양한 원인이 있지만 당뇨병 가능성이 있을 경우에는 특히 주의가 필
요합니다. 병원에 가서 원인을 찾아보도록 합시다.

몸 상태로 나타나는 중병의 위험한 신호 12

당뇨병이 진행되면 리스크는?
- 면역력이 쉽게 저하된다

당뇨병이라고 하면 많은 사람이 다양한 합병증을 떠올립니다. 실제로 당뇨병이 진행되면 감염증에 걸리기 쉬워집니다. 이전에는 감기에 잘 걸리지 않았는데, 당뇨병에 걸린 후로 자주 감기에 걸리게 되었다는 사례도 드물지 않습니다.

당뇨병 진행으로 걸어 다니는 종합병원 상태가 된다

또한 당뇨병에 걸리게 되면 감기나 독감뿐만 아니라 폐렴, 결핵, 방광염, 무좀 등 다양한 병에 걸리기 쉬워져, 말 그대로 '걸어 다니는 종합병원' 상태가 됩니다.

최근 기억에 남는 것은 신종 코로나바이러스 감염증의 중증화 위험 요인으로 당뇨병이 언급되었다는 점입니다.

이러한 합병증은 당뇨병으로 인한 면역 기능의 저하가 주된 원인입니다. 여기에 대해 더 자세히 살펴보겠습니다.

HbA1c 수치가 높을수록 중증화되기 쉽다!

실제로 당뇨병으로 혈당치가 높아지면 우리 몸속에서 경찰 역할을 하는 백혈구의 힘이 약해집니다. 약해진 백혈구는 외부의 침입을 막을 수 없으므로 몸 안에서 바이러스 등의 감염이 발생하게 됩니다. 그때 당뇨병 관리의 지표인 HbA1c(헤모글로빈 A1c)의 수치가 높을수록 감염 시 매우 위험한 상태가 될 리스크가 높아지기 때문에 주의가 필요합니다.

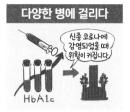

다양한 병에 걸리다

신종 코로나에 감염되었을 때 위험이 커집니다

당뇨병으로 인해 병에 걸리기 쉬워집니다. 신종 코로나바이러스의 중증화 위험도 커집니다.

96페이지처럼 무좀에 걸리기 쉬운 것도 이 백혈구의 힘이 약해졌기 때문입니다. 그 외에도 세균이 발에 침입해 고열과 동시에 발이 부어오르는 '봉와직염'이라는 병에 걸리기 쉽습니다. 면역력을 높이는 것은 당뇨병 합병증 예방에 도움이 됩니다. 평상시 튼튼한 몸을 만들기 위해 노력합시다.

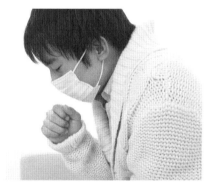

당뇨병에 대한 지식과 예방법	▶ 108페이지

 신호 알아차리기! 아주 중요한 포인트

당뇨병으로 인해 면역 기능이 저하되면 다양한 합병증이 유발됩니다. 평소에 면역력을 높이기 위해 노력합시다.

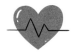

몸 상태로 나타나는 중병의 위험한 신호 13

급격한 체중 감소는 특히 경계
- 체중이 점점 줄어든다

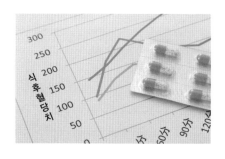

당뇨병 증상에는 경증에서 중증에 이르기까지 여러 단계가 있습니다. 검사를 받지 않아 초기 증상을 알아차리지 못하고, 병원에 갔을 때는 이미 상당히 중증으로 진행된 사례도 드물지 않습니다. 특히 생활습관병이 있는 사람은 항상 자기 몸을 잘 살피고 작은 신호도 놓치지 말아야 합니다.

체중 감소는 무서운 당뇨병의 최종 단계

이와 관련해 여러분이 알아두셨으면 하는 것은 당뇨병이 최종 단계에 이르렀을 때의 증상입니다. 구체적으로는 당뇨병이 악화되면 체중이 줄어듭니다.

실제로 '최근 갑자기 체중이 줄고 컨디션이 안 좋아서…'라고 병원을 찾는 사람들은 검사해보면 혈당 수치가 매우 나쁘고, 당뇨병이 상당히 진행된 경우가 많습니다. 병원에 가서 갑작스럽게 중병 선고를 받아 충격을 받는 예도 있습니다.

인슐린의 기능이 떨어져 체중이 감소한다

당뇨병은 주로 비만이나 과체중인 사람이 걸리기 쉽습니다. 하지만 일단 당뇨병에 걸려 병이 진행되면 이번에는 정반대 현상이 발생합니다. 당뇨병은 혈당치를 낮추는 인슐린이라는 호르몬의 분비량이 줄어들거나 인슐린의 기능이 저하되어 진행됩니다.

인슐린은 당분을 에너지로 변환하는 역할을 하지만, 이 기능을 제대로 수행하지 못하면 당분을 에너지로 활용할 수 없게 됩니다. 그렇게 되면 몸은 의지할 것이 없어져 근육이나 지방을 분해해 에너지로 소비하기 시작합니다.

이것이 체중 감소의 가장 큰 원인입니다. 사실 체중 감소까지 진행되었다면 솔직히 말해서 상당히 위험한 상태라고 할 수 있습니다.

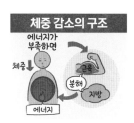

체내 에너지가 부족해지면 근육이나 지방이 분해됩니다.

당뇨병에 대한 지식과 예방법　　　　　　　▶ 108페이지

 신호 알아차리기! 아주 중요한 포인트

체중 감소는 매우 위험한 당뇨병의 신호입니다. 여기까지 진행되는 것만큼은 꼭 피해야 하므로 조기에 대책을 세우는 것이 중요합니다.

중병의 위험한 신호 14

뇌경색은 오감을 상실시킨다
- 감각이 없어진다

차가움을 느끼지 못하게 되면 뇌경색을 의심하자

뇌경색에 걸렸을 때 흔하게 나타나는 전조증상 중 하나가 '감각 이상'입니다. 예를 들어보겠습니다. A씨가 아침에 일어나 얼굴을 씻을 때였습니다. '어째선지 오른손이 전혀 차갑지 않은 것 같다'라는 생각이 들었지만, 손을 움직여 보니 문제가 없기에 대수롭지 않게 넘어갔습니다. 그리고 아침 식사를 하면서 뜨거운 차가 담긴 잔을 오른손으로 들었는데 전혀 뜨겁지 않았습니다. A씨는 이상함을 느꼈지만 그대로 출근했습니다. 퇴근 후 뜨거운 욕조에 몸을 담갔는데, 몸의 오른쪽 부분에 열감이 느껴지지 않았습니다. 이상하다는 생각이 들어 그제야 병원에 갔더니 '좌측 뇌경색입니다'라는 진단을 받았습니다.

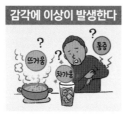

뇌경색이 발생하면 차가움, 뜨거움, 통증 등의 감각을 잃게 됩니다.

이것은 약간 극단적인 사례이지만 움직임에는 전혀 문제가 없는데, 감각만 이상한 경우는 뇌경색에서 흔히 나타나는 증상입니다. 뇌경색의 후유증으로는 시각, 청각, 후각, 미각 등의 감각이 둔해지는 것이 잘 알려져 있습니다. 또한 이전에 맛있었던 음식이 갑자기 맛이 없게 느껴지는 증상도 자주 나타납니다. 반대로 주변 소리가 시끄럽게 느껴지거나 이전에는 신경 쓰이지 않았던 냄새가 불쾌하게 느껴지는 등 감각이 과민해지는 예도 있습니다.

이전에 맛있었던 음식의 맛이 없어지다

또한 오감의 이상으로 통증을 느끼지 못하거나 반대로 아무런 이유 없이 강한 통증을 느끼는 등 뇌경색으로 인한 이상 증상은 다양한 형태로 나타날 수 있습니다.

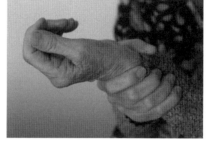

따라서 '지금은 문제없이 움직일 수 있으니 뇌경색이 아니겠지'라고 안심하지 말고, 조금이라도 이상하다고 느낄 때는 바로 병원에 가서 검사받도록 합시다.

뇌경색에 대한 지식과 예방법   ▶ 100페이지

 신호 알아차리기! 아주 중요한 포인트

감각의 둔화나 상실은 뇌경색의 위험 신호입니다. 갑자기 차가움이나 뜨거움을 느끼지 못하게 되었다면 조기에 검사를 받아봅시다.

중병의 위험한 신호 15

뇌가 내린 지령이 도달하지 않는다
– 손과 발에 힘이 들어가지 않는다

여러분은 평상시 생활할 때 이런 증상을 경험해본 적이 있나요?

① 이전에는 어려움 없이 잡을 수 있던 물건이 최근에 갑자기 잡을 수 없게 됨.
② 손을 사용한 정교한 작업을 할 수 없게 됨.
③ 몸이 기울어져 있는 것 같고 제대로 걸을 수 없게 됨.

뇌경색이 발생하면 정교한 작업이 어려워질 수 있다

이러한 증상은 힘줄이나 관절에 관련된 질환, 류머티즘 또는 신경질환 등에 의한 것일 수도 있지만, 사실 뇌경색이 발생했을 가능성도 있

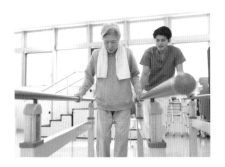

습니다. 실제로 뇌경색의 재활 과정에서는 도구를 사용한 보행 연습, 자전거 등을 이용한 체력 강화 연습, 마비된 손을 적극적으로 사용하는 작업 치료 등이 이루어집니다. 즉 손발에 힘이 들어가지

않거나, 미세한 조절이 어려워지는 것은 뇌경색의 전형적인 증상입니다. 우리의 몸은 근육을 움직이려고 할 경우, 뇌의 운동 영역에서는 지시를 보내고 그 지시가 척수에서 말초 신경까지 전달되어 손발이 움직이는 시스템으로 이루어져 있습니다.

뇌경색 증상은 기본적으로 몸의 한쪽에만 나타난다

그런데 이 경로에 뇌경색이 발생하면 명령이 전달되지 않아 힘이 들어가지 않게 됩니다. 여기에서 기억해야 할 중요한 점은, 뇌경색은 기본적으로 몸의 한쪽에만 증상이 나타난다는 뜻밖의 사실입니다. 이는 오른쪽 뇌가 왼쪽 몸을 담당하고, 왼쪽 뇌가 오른쪽 몸을 담당하기 때문에 오른쪽에 뇌경색이 발생하면 몸의 왼쪽에, 왼쪽에 뇌경색이 발생하면 몸의 오른쪽에 증상이 나타납니다.

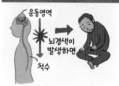

따라서 만약 한쪽에만 힘이 들어가지 않는다면 그 상태 자체가 뇌경색을 나타내는 중요한 신호일 수 있으므로 결코 가볍게 여기거나 방치해서는 안 됩니다.

운동영역에서부터 척수에 이르기까지 뇌경색이 발생하면 손발이 불편해집니다.

뇌경색에 대한 지식과 예방법   ▶ 100페이지

⚠ 신호 알아차리기! 아주 중요한 포인트

손발에 힘이 들어가지 않는 것은 뇌경색의 전형적인 특징 중 하나입니다. 이때 몸의 한쪽에만 증상이 나타날 수 있다는 점도 기억해두어야 합니다.

중병의 위험한 신호 16

당뇨병 환자는 2배 더 걸리기 쉽다
- 무좀에 잘 걸린다

당뇨병에 걸리면 피부가 쉽게 건조해지고 갈라지는 등의 증상이 생길 수 있습니다. 그리고 이 갈라진 틈으로 세균 등 다양한 이물질이 들어가 문제를 일으킵니다. 그 대표적인 증상이 바로 '무좀'입니다. 사실 당뇨병 환자는 그렇지 않은 사람에 비해 2배 더 무좀에 걸리기 쉽다고 알려져 있습니다. 무좀은 발바닥이나 발가락 사이에 숨어 있는 '백선'이라고 불리는 곰팡이의 일종이 피부의 틈새로 침입해 발생합니다.

당뇨병 환자는 일반인보다 2배 더 무좀에 걸리기 쉽다

사실 의사들 사이에서 '당뇨병과 무좀'은 매우 흔한 조합으로 인식

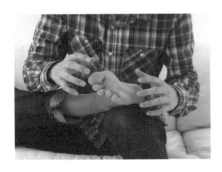

되고 있습니다. 최근 쉽게 무좀에 걸린다거나 무좀이 잘 낫지 않는 사람은 한 번쯤 당뇨병을 의심해 볼 필요가 있습니다. 또한 당뇨병에 걸린 사람은 일반적인 무좀뿐만 아니라 조갑백선에도 주의해

야 합니다.

조갑백선은 손발톱 무좀이라고도 불리며, 곰팡이의 일종인 백선균이 손발톱에 침입해 발생하는 질병입니다. 당뇨병 환자는 내성발톱이나 손발톱 두꺼워짐 등 손발톱 관련 문제 증상이 많다고 알려져 있는데, 이때 손발톱 무좀이 함께 발생하는 예도 많다고 합니다.

일반적인 무좀뿐만 아니라 손발톱 무좀에도 주의하자

손발톱 무좀은 가려움증이나 통증이 동반되지 않아 발견하기 어려우며 알지 못하는 사이에 진행될 가능성이 있으므로 주의가 필요합니다. 치료는 병원에서 받는 것이 가장 좋지만, 셀프 예방법으로 다음과 같은 것들이 있습니다.

① 항상 발을 깨끗하게 유지.
② 발에 맞는 신발을 신음.
③ 양말은 항상 깨끗하고 새것을 신음.

이같이 발을 관리할 필요가 있습니다.

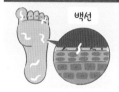

무좀과 당뇨병의 관계성

백선

당뇨병에 걸리면 발이 쉽게 건조해지고 그로 인해 백선이 침입하게 됩니다.

당뇨병에 대한 지식과 예방법　　　　　　　　　　　　▶ 108페이지

 신호 알아차리기! 아주 중요한 포인트

무좀에 걸리기 쉽다는 것은 당뇨병에 걸렸을 가능성이 크다는 신호입니다. 항상 발을 철저히 관리하고 청결하게 유지하는 것이 중요합니다.

소변에 나타나는 중병의 위험한 신호 17

빈뇨는 당뇨병의 초기 증상
- 소변 횟수가 증가한다

당뇨병의 초기 증상 중 하나로 '빈뇨', 즉 소변을 누는 횟수 증가가 있습니다. 따라서 최근에 화장실에 자주 가고 싶어지거나 밤에 한 번은 소변을 누려고 깨는 경우, 당뇨병일 가능성이 있습니다.

낮 동안 여덟 번 이상 화장실에 가는 사람은 각별한 주의가 필요

당뇨병은 말 그대로 소변 속의 당분이 증가하는 병입니다. 그런데 이 체내의 당분은 수분을 끌어당기는 작용을 하므로 소변이 지나가는 길에 많은 수분을 끌어와 소변량이 증가하게 되는 것이지요. 이를 가볍게 생각했는데 알고 보니 당뇨병이었던 경우도 많습니다. 다만 빈뇨는 방광이 과민해지거나 남성의 경우 전립선 비대, 여성의 경우 자궁근종으로 인해 발생할 수도 있으므로 병원에서 정확한 진단을 받아야 합니다.

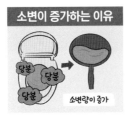

체내의 당분이 수분을 끌어당기면서 소변 속 당분과 소변량이 증가합니다.

그렇다면 빈뇨는 도대체 얼마나 자주 화장실에 가는 것을 의미할까요? 기준으로는, 낮 동안의 경우 아침에 일어나서 밤에 잠들기 전까지

8회 이상, 밤중의 경우는 자는 동안에 1회 이상 화장실에 가는 사람이
여기에 해당합니다. 물론 물을 많이 마시는 사람은 화장실에 가는 횟수
도 많아지겠지만, 마시는 양이 변하지 않았는데 화장실에 가는 횟수가
늘어났다면 당뇨병일 가능성이 있습니다.

노인의 경우 탈수 증상이 생길 수 있으므로 특히 주의가 필요

또한 빈뇨로 인해 수분 배출량이 증가하면 체내 수분 부족으로 인해
갈증이 나는데, 노인의 경우 갈증 자체를 느끼지 못해 탈수 증상이 발
생할 수 있으므로 주의가 필요합니다. 탈수 상태가 지속되면 체중이 줄

거나 피부가 건조해지는 등 다른
문제가 발생할 수 있습니다. 또한
갈증이 난다고 해서 당분이 많이
함유된 음료나 에너지 드링크를
마시는 것은 오히려 병세를 악화
시킬 수 있으므로 주의가 필요합
니다.

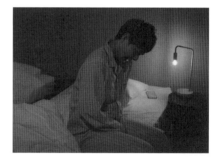

당뇨병에 대한 지식과 예방법	▶ 108페이지

 신호 알아차리기! 아주 중요한 포인트

갈증과 마찬가지로 빈뇨는 당뇨병의 대표적인 증상 중 하나입니다. 최근 화장실 가
는 횟수가 급격히 늘어난 사람은 각별한 주의가 필요합니다.

'시간이 생명'인 병에 대해 알아보자
– 뇌경색에 대한 지식과 예방법은?

 뇌경색은 뇌세포를 파괴한다. 그 결과 심각한 후유증이 남을 수도 있으며, 치료는 '시간과의 싸움'으로 한순간도 지체할 수 없다.

뇌경색이란 뇌의 혈관이 동맥경화로 인해 좁아지거나 혈전이라고 하는 혈액 덩어리에 의해 막히면서 뇌로 가는 혈류가 끊겨, 결국 뇌세포가 죽어버리는 무서운 질병입니다. 그 결과 심각한 후유증이 남거나 최악의 경우 생명을 잃을 수도 있습니다.

뇌경색의 가장 중요한 예방법은 증상에 대한 지식을 아는 것

뇌경색으로 인한 대표적인 후유증으로는 언어를 이해할 수 없거나 의사소통할 수 없게 되는 언어 장애, 몸이 마비되어 손발 등이 움직이지 않게 되는 운동 장애, 그리고 온도나 통증을 느낄 수 없게 되는 감각 장애 등이 있습니다.

뇌경색의 전조 증상이나 뇌경색 증상에 대해 알고 있는 것은 매우 중요합니다. 왜냐하면 뇌경색 치료는 '시간과의 싸움'이기 때문입니다. 만약 사전 지식이 없다면 뭔가 이상함을 느껴도 병원에 가는 것이 늦어지게 되는 사례가 드물지 않습니다.

실제로 응급 상황이 발생한 경우, 조금만 더 빨리 대응했더라면 오른쪽 반신에 후유증이 남지 않았을지도 모른다거나, 뇌경색에 대한 사전 지식을 갖고 있었더라면 더 빨리 병원에 가서 대응할 수 있었을지도 모르는 환자들이 많습니다.

　그리고 가장 중요한 것은 뇌경색은 한번 발생하면 후유증이 남을 가
능성이 크다는 것입니다. 그러므로 예방이 가장 중요합니다.

손상 위치에 따라 증상이 다르게 나타난다

　뇌경색은 뇌의 어느 부위에 문제가 발생했는지에 따라 증상이 전혀
다르게 나타납니다. 의학용어로 '대뇌피질'이라고 하는데 뇌의 표면은
부위별로 분업화되어 있어 손을 담당하는 부위, 발을 담당하는 부위,
혀를 담당하는 부위 등으로 나뉘어 있습니다. 따라서 손을 담당하는 부
위에서 뇌경색이 발생하면 손이 마비되고, 혀를 담당하는 부위에서 발
생하면 언어 장애가 생기게 됩니다. 이처럼 증상이 다양하므로 가능한
한 많은 사례에 대해 이해하는 것이 중요합니다.

　지금까지 다양한 증상을 소개했는데, 그 밖에도 흔한 증상은 아니지
만 새로운 것을 기억하지 못하거나 치매와 같은 상태가 나타날 때는 기
억을 관장하는 해마 부위에 뇌경색이 발생했을 가능성도 있습니다. 그
리고 또 하나 주의해야 할 점은 운동 장애나 감각 장애, 시각 장애, 어지
럼증 등의 증상이 일시적으로 나타났다가 사라

지는 경우입니다. 증상이 몇 분이나 몇 시간 만
에 좋아졌다고 해서 그대로 놔두면 절대 안 됩
니다. 이것은 TIA(일과성 허혈 발작)라고 하며, 뇌경
색 발생 위험이 매우 커진 상태를 의미합니다.

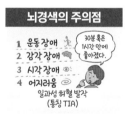

증상이 가라앉았다고 방치하면 나중
에 큰 문제가 생길 수 있습니다!

증상이 발생하면 시간과 내용을 반드시 메모하기

실제로 TIA 환자의 5%가 이틀 내에 뇌경색이 발병했다는 증거자료도 있습니다. TIA가 발생한 사람에게는 혈액을 묽게 만드는 약인 항혈소판제를 처방하는 경우가 있으며, 이 약을 복용하면 위험이 약 5분의 1로 감소한다는 데이터도 있습니다. 따라서 뇌경색 의심 증상이 나타난다면 증상이 가라앉더라도 방치하지 말고 반드시 병원에 가야 합니다.

만약 뇌로 가는 혈액 공급이 끊기더라도 초기 단계의 경우 다시 혈관을 뚫어 혈액을 흐르게 하면 뇌세포가 살아날 수 있습니다. 따라서 증상이 나타났을 경우 '오전 9시 : 어지러워서 핑핑 돎'과 같이 시간을 메모해두면 응급 상황에서 매우 도움이 됩니다.

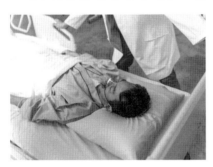

또한 생활습관병이나 동맥경화는 뇌경색을 일으키는 큰 요인이 됩니다. 매일 식사, 운동, 수면을 신경 쓰면서 생활습관병을 예방해 혈관을 건강하게 유지하고 뇌경색 발생 위험을 낮춰야 합니다.

놓칠 수 없다! 뇌경색을 알아차리는 7가지 신호

① 시력이 떨어짐.
② 시야가 흐려짐.
③ 얼굴이 일그러짐.
④ 발음이 어눌해짐.

⑤ 어지러움, 구토.
⑥ 감각이 없어짐.
⑦ 손과 발에 힘이 들어가지 않게 됨.

뇌경색이 발생하면 어떻게 될까?

언어 장애	보행 장애	일상생활 동작 장애	연하장애(삼킴 장애)
듣는 사람이 이해할 수 있게 말하지 못하며, 반대로 상대가 하는 말의 의미를 이해하는 것도 어려워집니다.	한쪽 손이나 발이 저리거나 편마비가 남아 제대로 걷지 못하는 등 보행에 지장을 초래합니다.	손이나 손가락의 세밀한 움직임이 어려워져 물건을 집거나 움직이는 등 일상적인 동작에 지장이 생깁니다.	음식이나 음료를 잘 삼키지 못해 목에 남거나 기관지로 들어가버리기도 합니다.

뇌경색 대책에서 가장 중요한 것은?

대
책

뇌경색을 예방하려면 생활습관 개선이 필수입니다. 과도한 음주나 흡연은 피하고, 적절한 운동을 해야 합니다. 또한 만약 증상이 나타났다면 '시간이 생명'입니다. 뇌세포는 일단 괴사하면 원래대로 돌아오지 않으며 후유증으로 마비 등이 남을 수 있습니다. 하지만 뇌로 가는 혈액 공급이 끊기더라도 초기 단계라면 다시 막힌 혈관을 뚫어 혈액을 흐르게 함으로써 뇌세포가 살아날 수 있습니다.

방치하면 실명할 수도 있는 무서운 질병 - 녹내장에 대한 지식과 예방법은?

 알아차리지 못한 채 방치하면 실명될 수도 있는 무서운 질병, 녹내장. 병원에 가지 않다가 손쓸 수 없게 되는 경우도 많다.

여러분은 '녹내장'이라는 단어를 들으면 어떤 이미지가 떠오르나요? 사실 중장년층의 실명 원인 중 가장 높은 퍼센트를 차지하는 질병이 바로 녹내장입니다. 녹내장의 발병률은 40세를 넘으면 5%, 70세를 넘으면 10%로, 누구든 결코 무시할 수 없는 질병입니다.

녹내장이 발생하는 의외의 메커니즘이란?

녹내장이란 어떤 질병일까요? 한마디로 말하자면 녹내장은 눈의 신경에 장애가 생기는 질병입니다. 눈은 안구를 통해 받은 정보를 시신경이라는 신경을 통해 뇌로 직접 전달합니다. 녹내장은 이 시신경이 어떠한 이유로 인해 제대로 작동하지 않게 되면서 그로 인해 눈에 여러 가지 이상이 생기고, 최악의 경우 실명에 이르는 질환입니다.

시신경이 손상되는 원인에는 여러 가지가 있지만, 그중 대표적인 것이 '안압'이라고 불리는 눈 안의 압력이 상승하는 증상입니다. 눈 안에서는 의학용어로 '방수'라고 불리는 액체가 계속해서 순환하며, 이 방수의 양을 조절함으로써 눈 안은 일정한 압력을 유지합니다. 하지만 그 순환이 무언가의 이유로 방해를 받게 되면 방수가 막혀 안압이 상승하고, 이런 압박으로 인해 시신경이 손상을 입게 됩니다. 이것이 바로 녹내장이 발생하는 이유입니다.

녹내장은 조기에 발견하고 적절한 치료를 받
으면 실명을 막고 진행도 막을 수 있습니다. 조
금이라도 눈에 이상을 느끼거나 자신이 앞으로
소개할 증상에 해당한다면 망설이지 말고 안과
진료받기를 바랍니다.

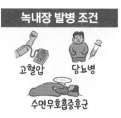

녹내장 발병 조건

고혈압   당뇨병

수면무호흡증후군

고혈압, 당뇨병, 수면무호흡증후군
이 있는 사람은 녹내장이 발생하기
쉽습니다.

신경을 보호하기 위해 할 수 있는 일은?

하지만 안타깝게도, 효과가 입증된 명확한 증거가 있는 안과 검진은
존재하지 않습니다. 그렇지만 조기 발견을 위한 몇 가지 방법이 있습
니다. 첫 번째 선택지로는 '안압 측정'입니다. 사실 안압은 안과 이외의
의료기관에서도 쉽게 검사할 수 있습니다. 측정하는 방법은 여러 가지
가 있지만 눈에 바람을 불어넣어 안압을 즉시 측정할 수 있는 기계 등
을 이용해 검사합니다. 다음으로 '안저 검사'라는 방법도 효과적입니
다. 이것은 눈의 맨 밑부분을 특
수한 기계를 사용해 확인하는 것
으로, 눈 안의 모니터에 해당하는
망막, 혈관, 그리고 녹내장과 가
장 관련이 깊은 시신경 등을 검
사할 수 있어 보다 정확하게 진
단할 수 있습니다.

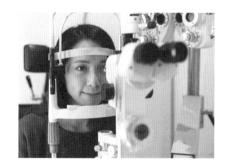

생활습관병이 있는 사람은 녹내장에 걸릴 위험성이 높아진다

이 안저 검사에서 '시신경유두함몰비 증가'라는 검사 결과가 나온 사람은 주의가 필요합니다. 이는 녹내장과 완전 동일하지는 않지만, 시신경의 다발 부분이 압박을 받고 있어 '녹내장이 발생하기 쉬운 상태일지도 모른다'라는 것을 의미합니다. 이 결과가 나왔다면 망설이지 말고 안과에 가야 합니다. 안압 측정이나 안저 검사는 건강검진 등의 옵션으로 포함시킬 수 있으니 50세 이상인 사람은 한번 검사를 받아보는 것이 좋습니다. 또한 녹내장은 유전적인 요소도 있으므로 가족 중 녹내장을 앓은 사람이 있다면 검사를 받아두는 편이 안심할 수 있습니다. 또한 근시가 심한 사람일수록 녹내장 위험이 있다고도 알려져 있습니다.

그리고 녹내장은 무엇보다 고혈압, 당뇨병 같은 생활습관병이나 수면무호흡증후군 등이 있는 사람에게서 위험성이 높아지는 것으로 알려져 있습니다. 따라서 생활습관병이 있는 사람은 평소 생활을 잘 정돈하고, 질병에 걸리지 않는 컨디션 만들기에 힘써야 합니다.

놓칠 수 없다! 녹내장의 3가지 신호

① 검은자(동공) 충혈
② 이전에 느껴본 적 없는 두통이나
   눈의 통증

③ 시야가 점점 좁아짐

녹내장은 어떤 병?

녹내장은 중장년층의 실명 원인 중 가장 높은 퍼센트를 차지하는 병입니다. 녹내장의 발병률은 40세가 넘으면 5%, 70세가 넘으면 10%로, 누구든 결코 무시할 수 없는 병입니다. 하지만 일반적으로는 '녹내장이 무엇인지 모른다'라며 병에 대해 알지 못하고 이상 징후를 느껴도 방치하는 사람이 적지 않습니다. 또한 녹내장은 초기에는 자각 증상이 없고 증상 자체도 악화되기 전까지 알아차리기 어려운 특징이 있어 특히 주의가 필요합니다.

녹내장 대책에서 가장 중요한 것은?

대책

무엇보다도 자주 검사를 받아야 합니다. 녹내장은 조기에 발견하면 실명을 막고 진행을 멈출 수 있습니다. 일상생활에서 조금이라도 눈에 이상을 느낀 경우, 즉시 안과에 가서 검사를 받아보기 바랍니다. 안과에서는 '안압 측정'이나 '안저 검사' 등으로 병의 유무를 정확하게 판단해줍니다. 또한 평소 생활할 때 운동 부족이나 영양 균형이 맞지 않는 식사, 스트레스 축적 등에 주의하면서 규칙적인 생활을 하도록 합시다.

인공투석이 필요한 예도 있다
- 당뇨병에 대한 지식과 예방법은?

 방치하면 인공투석이 필요해질 수도 있는 당뇨병.
발을 절단해야 하는 사람도 있는 무서운 질병.

후생노동성의 2019년 '국민 건강·영양조사' 결과에 따르면 남성의 19.7%, 여성의 10.8%가 '당뇨병이 강하게 의심된다'라는 판정을 받았습니다. 이는 2009년 이후로 가장 높은 수치입니다. 혹시 여러분도 당뇨병 예비군은 아닌가요?

인공투석 환자의 40%는 당뇨병이 원인이었다

당뇨병은 악화되면 혈관 장애인 '동맥경화'를 일으키고, 그 결과 신장 장애나 신경 장애, 망막증 등 여러 질병의 원인이 됩니다. 또한 최종적으로 뇌경색이나 심근경색, 또는 투석이 필요한 상태에 이르게 됩니다.

사실 인공투석을 하게 되는 원인의 40%는 당뇨병 때문입니다. 발이 괴사해 발을 절단해야 하는 경우도 드물지 않습니다. 그만큼 무서운 질병입니다. 처음에는 무증상이어서 '침묵의 살인자'라고도 불리지만 어느 정도 진행되면 피부, 눈, 신장 등 여러 부위에서 다양한 형태로 SOS 신호를 보내기 시작합니다. 여기서 먼저 알아두어야 할 점은 당뇨병의 본질은 소변 속에 당분이 많다는 것이 아니라, 혈관을 손상시키는 병이라는 점입니다.

그리고 당뇨병에 특징인 고혈당 상태가 지속되면 혈관이 계속해서 손상되고 다양한 합병증이 발생합니다. 당뇨병의 지표로 가장 중요한 것은 HbA1c(헤모글로빈 A1c)라고 불리는 것인데, 이는 '1~2개월간의 혈당 평균값'을 나타내는 수치입니다. 혈당치는 혈액 중 포도당 농도를 나타내며, 너무 높은 상태가 계속되면 당뇨병의 원인이 됩니다. 대략 HbA1c가 5.6~6.4% 사이면 당뇨병 예비군, 6.5% 이상이면 당뇨병이 강하게 의심되는 상태입니다.

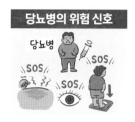

다양한 부위에서 SOS를 보냅니다. 미세한 신호도 놓치지 않는 것이 중요합니다.

당뇨병을 퇴치하는 생활 개선법이란?

당뇨병을 예방하는 구체적인 방법으로 가장 중요한 것은 '혈당이 쉽게 내려가는 몸'을 만드는 것입니다. 혈당치는 체형의 영향을 받기 쉬우며, 비만 체형보다는 마른 체형이 더 쉽게 혈당이 내려갑니다. 또한 근육질인 사람의 경우 그렇지 않은 사람에 비해 당을 더 많이 소비하므로 혈당이 더 쉽게 내려간다는 증거가 있습니다.

따라서 근육량이 적은 사람은 일상적으로 근력 운동을 하는 것을 권장합니다. 운동량은 하루에 집중적으로 하는 것보다는 주 3~4회로 나누어 하는 것이 효과적입니다. 운동할 부위로는 대퇴사두근, 등근육, 대둔근 등, 이른바 '큰 근육'이 효과적이며, 소비 칼로리가 높아 추천합니다.

한편, 체중을 줄이기 위한 식사로는 섭취 칼로리가 소비 칼로리를 넘어서는 안 됩니다. 여러 가지 품목을 골고루 섭취하는 것이 가장 좋지만, 식사 전체의 절반을 식이섬유가 풍부한 채소나 과일류로, 4분의 1을 단백질이 풍부한 생선이나 두부, 닭고기 등으로, 나머지 4분의 1을 탄수화물로 구성하는 것이 이상적입니다.

식사 개선은 엄격하게 하지 않는 것이 정답

하지만 이러한 것들을 너무 엄격하게 하면 오래 지속하기 어려우므로 대략적인 메뉴를 정하고 실천하는 것이 좋습니다.

그리고 또 한 가지 나쁜 습관이 있는데, 예를 들어 장시간 앉아 있는 것을 줄일 필요가 있습니다. 오래 앉아 있으면 당뇨병, 암, 심장병에 걸릴 위험이 커집니다. 따라서 일하는 중에도 30분마다 일어나는 등 연

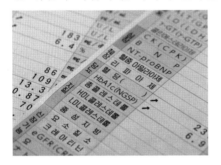

속해서 앉아 있는 시간을 만들지 않는 게 중요합니다. 또한 몸이 움직이지 않는 시간을 줄이는 것도 중요합니다. 그리고 걷기, 조깅, 수영, 댄스 등 유산소 운동을 적극적으로 하도록 합시다.

놓칠 수 없다! 당뇨병의 7가지 신호

① 눈이 쉽게 침침해짐.
② 목이 자주 마름.
③ 피부가 가려움.
④ 면역 기능이 떨어지기 쉬움.

⑤ 체중이 줄어듦.
⑥ 무좀에 걸리기 쉬움.
⑦ 소변 횟수 증가.

당뇨병이 생기면 어떻게 될까?

'동맥경화'를 일으켜 실명, 신부전, 신경 장애 등 다양한 질병으로 이어집니다. 또한 뇌경색이나 심근경색 등 심각한 질병을 일으킬 수도 있습니다. 투석이 필요한 경우 매주 정기적으로 병원에 가야 합니다. 그중에는 발 괴사로 인해 절단을 피할 수 없는 경우도 있습니다. 무엇보다 엄격하게 식사 제한을 해야 하는 등 일상생활에 다양한 제약이 생깁니다.

당뇨병 대책에서 가장 중요한 것은?

대
책

현재 일본에는 수많은 당뇨병 예비군이 있습니다. 당뇨병인지, 아닌지의 경계는 HbA1c(헤모글로빈 A1c)로 결정됩니다. 이 수치가 너무 높으면 당뇨병으로 판정받게 되는 경우가 많습니다. 따라서 HbA1c 수치를 항상 신경 쓰는 것이 중요합니다. 수치가 6.5% 이상이라면 즉시 생활습관을 개선해야 합니다. 치료 중에는 의사의 지시에 따라 식이 요법과 운동 요법을 실시하고, 규칙적인 생활을 하며 편하게 휴식할 수 있는 시간을 보내도록 합니다.

생활습관병 예방에 필수
건강 수명을 늘리는 데 도움이 되는
식사 및 영양 섭취 방법은?

생활습관병 예방을 위해 식사 개선은 필수다.
심장병에 걸릴 위험성을 30%나 낮춘 궁극의 메뉴는?

생활습관병을 예방하는 데 식사는 매우 중요합니다. 54페이지에서도 간단히 언급했듯이 저는 '지중해식 식사'를 추천합니다. 그 특징은 다음과 같습니다.

① 주식은 통곡물/채소·과일·콩류 중심.
② 견과류·올리브 오일을 많이 사용.
③ 붉은 고기는 적게, 해산물을 풍부하게 섭취.
④ 계란은 주 4개 이하/유제품은 적당히 섭취.
⑤ 식사와 함께 와인을 적당히 마심.

이러한 식사는 단순한 수명이 아니라 건강 수명을 늘리는 데도 도움이 됩니다. 연구에 따르면 지중해식 식사로 심장병에 걸릴 위험성이 30%나 감소하고, 당뇨병이나 치매 개선에도 효과가 있다고 보고되었습니다. 일본식 식사도 건강에는 좋지만, 유일하게 나트륨 함량이 높다는 것이 단점입니다.

또한 고령자나 비만이 걱정되는 사람들에게는 탄수화물 섭취 방법이 중요합니다. 탄수화물은 에너지원이며 '저탄수화물 식단은 사망 위험률을 높인다'라는 논문도 있어 너무 제한하는 것은 바람직하지 않습니다. 물론 과식은 좋지 않지만, 탄수화물이 걱정되는 사람들은 백미에 현미나 잡곡을 섞어 먹거나, 빵이나 파스타를 통곡물로 바꾸는 것이 좋습니다.

그리고 마지막으로는 단백질 섭취 방법입니다. 이것은 건강 수명을 늘리는 데 중요한 요소입니다. 근력 저하는 큰 병으로 이어질 수 있기 때문에 그 열쇠가 되는 단백질을 적극적으로 섭취해야 합니다. 하지만 성분이나 첨가물의 관점에서 볼 때 붉은 고기나 가공육 섭취는 추천하지 않습니다. 오히려 식물성 단백질이 많이 함유된 대두 제품이나 순살 어묵과 같은 건강한 생선 가공식품을 추천합니다.

어쨌든 한 가지 식재료를 계속해서 먹지 말고, 다양한 식재료를 골고루 섭취하도록 합시다.

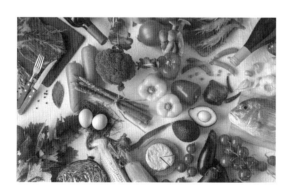

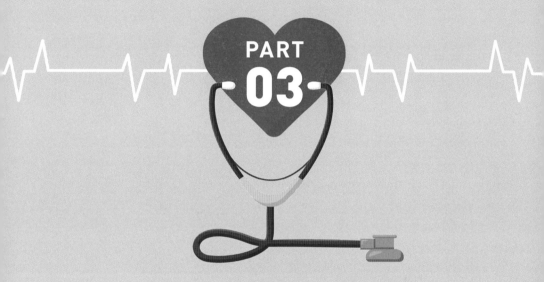

발생률, 사망률이 높은 암을
초기 단계에서 아는 법

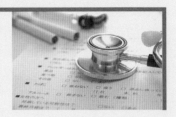

최신 연구로 여기까지 밝혀졌다!
암 초기에 나타나는 신호

조기 발견으로 사망률을 낮출 수 있는 암이 있다.
초기 증상을 체크해 진행을 막자!

암 검진 수검률은 고작 40%에 불과하다

국립연구개발법인 국립 암연구센터의 최신 암 통계에 따르면, 일본인이 평생 사는 동안 암 진단을 받을 확률은 남성이 65.5%, 여성이 51.2%로, 남녀 모두 2명 중 1명 꼴로 암에 걸린다고 합니다(2019년 데이터). 또한 일본인이 암으로 사망할 확률은 남성이 25.1%로 4명 중 1명, 여성이 17.5%로 6명 중 1명(2022년 데이터)으로 높은 수치를 보이고 있습니다.

이처럼 우리 주변 가까이 존재하는 암이지만, 일본의 암 검진 수검률은 40~50%에 그치고 있습니다(후생노동성 국민생활기초조사 2019년 판). 미국의 수검률이 80%라는 것을 고려해볼 때 이는 상당히 낮은 숫자라고 할 수 있습니다.

원래 암은 ① 예방할 수 있는 암, ② 조기 발견할 수 있는 암, ③ 예방이나 조기 발견을 할 수 있는 유효한 수단이 발견되지 않은 암, 이렇게 3가지 종류가 있습니다.

①은 자궁경부암이나 위암, 간암 등이 해당되며, 이들은 세균이나 바이러스를 퇴치함으로써 위험을 크게 낮출 수 있습니다.

②는 폐암이나 대장암 등 엑스레이나 내시경 검사로 초기 단계에 발견할 수 있는 암입니다.

그리고 ③에는 췌장암이 있는데, 특히나 발견이 어려워 최근에 증가하는 경향이 있습니다.

어느 경우든 '일이 있어서', '바빠서'라는 이유로 암 검진을 미루다가 자신도 모르는 사이에 암이 진행된 사례도 드물지 않습니다.

암 예방은 검진, 그리고 이 책에서 소개하는 초기 증상 체크라는 2가지 무기로 맞서야 합니다. 특히 후자는 발견이 어려운 암을 찾아내는 데 도움이 되기도 합니다. 증상 체크는 자택에서 스스로 할 수 있는 방법이니 반드시 지식을 습득해 오늘부터 당장 시작해보시기 바랍니다.

얼굴과 폐에 나타나는 암의 위험한 신호 1

일상적으로 일어날 수 있는 증상을 경계하자
- 얼굴 부기가 가라앉지 않는다

사소한 부기라고 생각할 수 있지만 큰 병일 가능성도 있다!

얼굴 부기는 누구에게나 일상적으로 나타나는 신체 증상입니다. 예를 들어 염분이나 수분을 과다하게 섭취하거나 과도한 알코올 섭취를 했을 때 자주 발생합니다. 이는 체내의 수분 대사가 원활하지 않아 몸에 과도한 수분이 쌓이기 때문에 발생합니다.

보통은 이런 얼굴의 부기를 보고 누구도 심각한 질병이라고 생각하지 않습니다. 하지만 갑자기 얼굴이 붓거나 염분 과다 섭취로는 설명이 어려울 정도로 얼굴이 빵빵하게 부어 있다면 한 번쯤 '폐암'을 의심해 볼 필요가 있습니다. 이런 폐암으로 인한 부기는 사실 오른쪽 폐에 암이 생겼을 때만 발생합니다. 이는 폐 주변의 혈관과 관련이 있기 때문입니다.

신체의 중심 부분에는 심장에서 시작해 전신으로 혈액을 내보내는 대동맥과 반대로 심장으로 혈액을 돌려보내는 대정맥이라는 중요한 혈관이 몸을 관통하듯 쭉 지나갑니다. 대동맥은 신체의 왼쪽에, 대정맥은 신체의 오른쪽에 있는데, 오른쪽 폐에 암이 생기면 암은 자신의 영역을 확장하기 위해 가까운 림프절로 전이하거나 자체적으로 커지기도 합니다.

암이 영역을 확장하면 결국 혈관을 압박한다

암이 커지게 되면 오른쪽에 있는 대정맥을 눌러버리게 됩니다. 그 결과, 머리 쪽에서 내려오는 혈액이 극심한 정체를 일으키고 심장으로 돌아가지 못하게 되면서 얼굴이 붓게 됩니다. 이는 의학용어로 '상대정맥증후군'이라고 불립니다. 이 단계에 이르면 이미 암이 상당히 진행되어 얼굴뿐만 아니라 양팔에도 부기가 나타나고 동시에 호흡 곤란을 느끼는 경우가 많아집니다. 부기의 원인을 비전문가가 판단하기는 어렵지만, 만약 지금까지 없었던 부기가 나타나거나 부기가 쉽게 가라앉지 않는다면 병원에 가서 검사를 받아보시기 바랍니다.

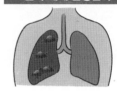

부종을 일으키는 암은 오른쪽 폐에 발생한다

대정맥에 가까운 오른쪽 폐에 종양이 생기면 혈관을 압박해 혈액이 심장으로 돌아가기 어려워질 수 있습니다.

폐암에 대한 지식과 예방법   ▶ 170페이지

 신호 알아차리기! 아주 중요한 포인트

얼굴이 심하게 붓지는 않는지, 평소보다 부기 증상이 심하지는 않은지 갑자기 붓지는 않았는지 등을 체크해봅시다.

얼굴과 폐에 나타나는 암의 위험한 신호 2
고령자들의 고민 - 눈꺼풀이 처진다

눈꺼풀 처짐은 중병의 신호

고령자들이 흔히 하는 고민 중에 눈꺼풀이 처지는 것이 있습니다. 눈이 잘 안 떠지거나 시야가 좁아지는 증상은 눈꺼풀이 처지기 때문에 발생하는데, 이는 의학용어로 '안검하수'라고 합니다. 안검하수의 원인은 다양한데 가장 주된 원인은 노화입니다. 이 경우 눈꺼풀의 피부 자체가 처지거나 눈 주위의 근육이 이완되어 발생합니다.

노화로 인한 경우는 어느 정도 어쩔 수 없는 부분입니다. 하지만 정말 무서운 점은 안검하수가 질병에 의해 발생할 수도 있다는 것입니다. 예를 들어 당뇨병이나 뇌동맥류 등에 의해 발생하는 동안신경마비가 원인일 수도 있으며, 이러한 질병이 의심되는 경우에는 빠른 시일 내에 진료를 받는 것이 좋습니다. 그리고 폐암에 걸린 경우에도 이 안검하수 증상이 나타날 수 있으니 주의가 필요합니다.

폐 상부의 가장 끝부분인 폐첨부(lung apex)에 생기는 암은 '판코스트 종양(Pancoast tumor)'이라고 불립니다. 이것은 근처를 지나는 신경 다

폐암에 의한 안검하수

폐첨부

판코스트 종양

폐첨부에 발생하는 암은 '판코스트 종양'이라고 불리며 눈꺼풀이 처지는 원인이 됩니다.

발을 침범해 신경 섬유를 끊어놓습니다. 그 결과 근육이 눈꺼풀을 지탱할 수 없게 되어 안검하수가 발생하는 것입니다.

얼굴 땀 감소나 동공 수축은 위험 신호

또한 폐암의 경우 안검하수 증상과 함께 동공이 작아지거나 얼굴에 땀이 잘 나지 않는 등 다양한 증상이 나타날 수 있습니다. 이를 통틀어 '호너 증후군(Horner's syndrome)'이라고 부릅니다. 폐암은 신경을 침범하기 쉬운 위치에 생기는 암이기 때문에 이처럼 다양한 증상이 나타납니다. 한 가지 특징적인 점은 폐암의 경우 한쪽 눈꺼풀만 처지는 경우가 있다는 점입니다. 이는 끊어진 신경 섬유와 같은 쪽 눈이 영향을 받기 때문입니다. 만약 거울을 봤을 때 한쪽 눈꺼풀만 처져서 신경 쓰인다면 일단은 병을 의심해볼 필요가 있습니다.

특히 호너 증후군은 폐암이 어느 정도 커지거나 전이되었을 때 발생하는 증상이기 때문에 빠른 검사가 필요합니다.

폐암에 대한 지식과 예방법	▶ 170페이지

 신호 알아차리기! 아주 중요한 포인트

'안검하수'는 폐암이 진행되었을 때 발생하는 증상입니다. 얼굴에 땀이 잘 나지 않거나 동공 수축과 함께 체크해보는 것이 좋습니다.

얼굴과 폐에 나타나는 암의 위험한 신호 3
폐암 조기 발견 - 혈담(피 가래)이 나온다

폐암에 걸렸을 경우 혈담, 즉 피가 섞인 가래가 나올 수 있습니다. 하지만 폐암에서는 이 증상이 '행운'인 경우도 있습니다.

피가 섞인 가래는 오히려 행운의 증거?

폐암에는 공기의 통로이자 폐의 입구 부분인 굵은 기관지(폐문부)에 생기는 암과 기관지의 말초(폐야부)에 생기는 암, 이렇게 2가지 종류가 있습니다. 폐암이 폐문부에 생기면 종양이 서서히 기관지를 손상시켜 출혈이 발생하고, 그것이 혈담으로 배출됩니다. 이를 통해 어느 정도 초기에 암을 발견할 수 있으므로 행운입니다.

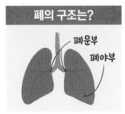

폐의 입구에 있는 기관지(폐문부)와 기관지의 말초(폐야부)가 있습니다.

한편 폐야부에 생기면 암이 커져도 증상이 전혀 나타나지 않기 때문에 자신도 모르는 사이에 암이 자라서 알아챘을 때는 이미 손을 쓸 수 없는 상태로 발견될 가능성이 큽니다.

폐암에 대한 지식과 예방법 ▶ 170페이지

 신호 알아차리기! 아주 중요한 포인트

혈담은 암이 기관지에 생겼을 때 나타나며 조기에 발견할 수 있습니다. 혈담이 계속해서 나올 경우 서둘러 호흡기내과나 폐 전문과를 방문하세요.

얼굴과 폐에 나타나는 암의 위험한 신호 4

단순한 기침이라고 방심은 금물
– 쌕쌕거리는 기침을 한다

암이 커지면 기침이 멈추지 않게 된다

기침이 멈추지 않거나 쌕쌕거리는 기침을 하는 경우에는 암이 기관지를 자극하고 있을 가능성이 있습니다. 이 경우 혈담이 나오는 경우보다 암이 더 진행되었을 가능성이 있어 특히 주의가 필요합니다. 왜냐하면 자라난 암이 기관지의 통로를 좁게 만들어 마치 입으로 리코더 구멍을 막은 것처럼 삑삑거리는 소리와 쌕쌕거리는 소리가 나기 때문입니다.

하지만 이 증상만으로 폐암이라고 단정할 수는 없습니다. 따라서 현

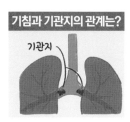

폐암이 커지면 기관지의 통로를 점점 좁게 만듭니다.

재 다른 폐암 증상이 더 나타나지는 않았는지 체크해보고, 해당 사항이 있다면 폐암을 의심해 볼 필요가 있습니다. 그럴 경우에 일반적인 엑스레이 검사에 추가로 '가래 검사'나 '저선량 CT 검사' 등을 받으면 더 정확하게 알 수 있습니다.

신호 알아차리기! 아주 중요한 포인트

기침이 멈추지 않거나 쌕쌕거리는 소리가 나는 경우 동시에 다른 폐암 증상이 나타나지는 않는지 확인하고, 빠르게 병원에 가보는 것이 좋습니다.

암의 위험한 신호 5

관련 없어 보이는 컨디션 불량도?
- 어지럼증, 기립성 저혈압

'지금까지 빈혈이 없었는데 요새 자주 어지럽네. 몸이 어디가 안 좋아진 것일까?' 이런 사람은 대장암을 의심해볼 필요가 있습니다. 언뜻 보기에 어지럼증과는 관계없어 보이지만, 대장암 환자 중 기립성 저혈압이나 갑작스러운 어지럼증을 느끼는 사람이 많습니다.

암과 관련 없어 보이는 신체의 불편함에도 주의!

원래 어지럼증은 '내이'의 이상으로 인해 발생하는 경우가 많습니다. 원인으로는 뇌의 이상이나 스트레스, 바이러스 감염 등이 있으며, 특히 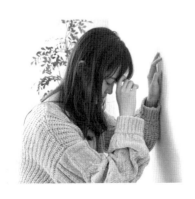 뇌의 이상은 뇌졸중이나 뇌간 기능 저하, 혈류 부족 등의 원인으로 인해 발생합니다. 이 중 대장암과 관련된 것은 혈류 부족, 즉 빈혈입니다. 어지럼증의 원인이 무엇인지 알아보기 위해서는 먼저 내과나 이비인후과를 방문하고, 그래도 원인이 명확하지 않다면 CT 검사를 받아볼 필요가 있습니다.

기립성 저혈압으로 수혈이 필요한 경우도

대장에 암이 생기면 이 암은 스스로에게 영양을 공급하기 위해 '신생혈관'(→164페이지)이라고 불리는 것을 만듭니다. 그리고 이 신생혈관에 대변이 스쳐서 벽이 파열되면서 대변에 혈액이 섞이게 됩니다. 이에 따라 체외로 계속해서 혈액이 빠져나가게 되면서 빈혈이 발생하는 것입니다.

빈혈의 지표인 헤모글로빈이 대략 7g/dl 이하로 떨어지면 수혈이 필요하다고 여겨지는데, 실제로 대장암 환자가 기립성 저혈압 증상으로 병원을 방문했더니 헤모글로빈 수치가 4g/dl로 떨어져 긴급 수혈이 필요한 예도 있었습니다. 특히 남성의 경우 철분 부족으로 인한 빈혈이 발생할 때 우선적으로 위암이나 대장암일 가능성을 고려해 위내시경이나 대장내시경 검사를 실시하는 경우가 많습니다.

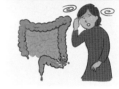

대장에서 출혈이 발생한다

신생혈관이 파열되면서 계속해서 몸 밖으로 혈액이 빠져나가게 됩니다.

대장암에 대한 지식과 예방법　　　　　　　▶ 182페이지

 신호 알아차리기! 아주 중요한 포인트

원인불명의 빈혈이 발생할 경우 위암이나 대장암일 가능성을 고려해 조기에 위내시경이나 대장내시경 검사를 받아보는 것이 좋습니다.

피부에 나타나는 암의 위험한 신호 6

피부에 나타나는 위암 증상
- 사마귀가 증가한다

갑자기 사마귀가 증가하면 위암을 의심해보자

사마귀라고 하면 피부에 생기는 트러블이라고 생각하는 사람이 많습니다. 사마귀의 종류로는 대표적으로 바이러스성 사마귀와 자외선 또는 노화로 인한 사마귀 2종류가 있습니다. 전자는 '보통 사마귀'라고 불리며, 주로 상처에 바이러스가 침입해 생깁니다. 특히 아이들에게 잘 생기는 사마귀로 알려져 있습니다. 이 경우에는 의료 기관에서 적절한 치료를 받으면 제거할 수 있습니다.

후자는 '지루각화증'으로 쉽게 말해 '노인성 사마귀'라고 불리며, 고령자에게 잘 생기는 사마귀입니다. 나이가 들면서 자연스럽게 생기는 것으로 방치해도 문제가 없는 경우가 많습니다.

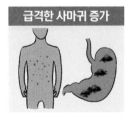

위암이 생기면 피부에 갑자기 많은 사마귀가 생길 수도 있습니다.

하지만 사마귀가 단순한 피부 문제로 그치지 않을 때가 있습니다. 그것은 내부 질환에 의해 발생하는 것인데, 암 때문에 사마귀가 갑자기 증가하는 예도 있습니다. 의료계에서는 '피부는 내장을 비추는 거울'이라는 말이 있으며, 피부에 나타나는 신호를 통해 질병을 조기에 발견할 수 있다고 알려져 있습니다. 위암의 경우에도 피부에 증상이 나타납니다. 예를 들어 극심한 가려움증과 함께 전신에 갑자기 사마귀가 증가하는 경우입니다.

위암의 진행 상황은 피부 상태로 알 수 있다

전신에 사마귀가 증가하는 현상은 의학용어로 '레제르-트렐라 징후 (Leser-Trélat sign)'라고 불립니다. 이것이 발생했다면 내장의 종양, 특히 위암으로 인해 생겼을 가능성을 고려해 정밀 검사를 받아야 합니다.

갑자기 사마귀가 증가해 걱정되거나 몸이 가렵다면 빨리 병원을 방문하시기 바랍니다. 이 경우 피부에 나타난 증상이기 때문에 처음에는 피부과를 방문해도 좋지만, 상태에 따라 내과에서 정밀 검사를 받아볼 필요가 있을 수도 있습니다.

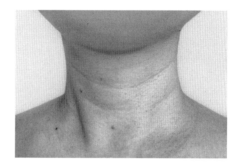

위암에 대한 지식과 예방법　　　　　　　　　　▶ 174페이지

 신호 알아차리기! 아주 중요한 포인트

일반적인 사마귀는 방치해도 문제가 없지만, 가려움과 동시에 사마귀가 급격하게 증가했다면 반드시 주의가 필요합니다. 위암으로 인해 발생했을 수도 있습니다.

피부에 나타나는 암의 위험한 신호 7

암이 혈관에 심각한 정체를 일으키다
- 혈관이 튀어나와 보인다

여러분의 손을 자세히 관찰해보시기 바랍니다. 피부 표면에 혈관이 튀어나와 보이지는 않나요? 만약 그런 증상이 갑자기 나타났다면 각별한 주의가 필요합니다.

튀어나온 혈관을 통해 알 수 있는 무서운 질병

예를 들어 손등의 혈관이 몇 밀리미터 정도 확장되어 튀어나오는 경우가 있습니다. 이는 노화나 생활습관병으로 인해 혈관의 탄력성이 떨어지고 피부가 얇아지면서 발생하는 증상입니다. 또한 다리에 거미줄 모양으로 혈관이 보이거나 혈관이 튀어나와 보이는 경우가 있는데, 이러한 증상은 '하지정맥류'라고 부르며, 장시간 서 있거나 책상에 오래 앉아 일하는 등 다양한 이유로 혈액이 정체되어 발생합니다. 이러한 증상들이 심해질 경우 병원에서 치료가 필요하지만, 일단은 생명에 지장을 주는 병은 아닙니다.

한편, 혈관이 튀어나와 보이는 증상 중에 또 다른 한 가지 걱정스러운 원인이 있습니다. 바로 폐암입니다. 오른쪽 폐가 암에 침범되어 커지게 되면 대정맥을 압박하게 됩니다. 이로 인해 혈류가 정체되고 혈액이 심장에 되돌아가지 못하게 되어 신체 기능이 저하됩니다.

암이 혈관에 심각한 정체를 일으키고 있다?

이로 인해 혈액은 막혀 있는 대정맥을 피해 다른 경로를 찾기 시작합니다. 우회할 수 있는 가느다란 혈관을 찾아 어떻게든 심장으로 돌아가려고 하지만, 가느다란 혈관에 다량의 혈액이 몰리기 때문에 이번에는 그곳에도 정체가 발생합니다. 그 결과 혈관이 무리하게 확장되어 피부 바깥에서도 튀어나온 것처럼 보이게 되는 것입니다. 이렇게 튀어나와 보이는 혈관은 폐에서 보내는 SOS일지도 모릅니다.

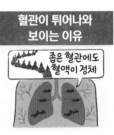

특히 특별한 원인이 없는데도 갑자기 혈관이 튀어나와 보이거나 그러한 증상이 오랫동안 지속되는 경우 대정맥에 이상이 생겼을 가능성이 있습니다. 폐암일 가능성도 있으니 반드시 병원에서 진찰받아보시기를 바랍니다.

암이 대정맥을 압박해 가느다란 혈관에서도 혈액이 정체되어 튀어나와 보입니다.

폐암에 대한 지식과 예방법	▶ 170페이지

 신호 알아차리기! 아주 중요한 포인트

지금까지 보이지 않던 혈관이 튀어나와 보여 걱정된다면 각별한 주의가 필요합니다. 만약 오랫동안 지속되는 경우는 즉시 진찰받아봐야 합니다.

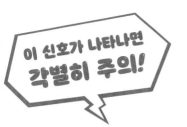

피부에 나타나는 암의 위험한 신호 8

가려움을 동반한 병증의 위험성 - 황달 증상

피부나 눈의 흰자 부분이 갑자기 노랗게 변했다면 암을 의심해볼 수 있습니다. 이것은 '황달'이라고 불리는 증상으로 간단히 말해 피부가 노랗게 변하는 현상입니다. 황달은 신체 여러 곳에 나타나며 이는 췌장 암일 가능성을 시사합니다.

가려움을 동반한 황달은 상당히 중증으로 진행된 증상

애초에 황달은 '담즙'이라고 불리는 액체로 인해 발생합니다. 지방의 흡수를 돕는 역할을 하는 담즙은 간에서 만들어져 담관을 통해 소화관으로 운반됩니다. 담관은 췌장을 관통해 지나가기 때문에 췌장에 암이

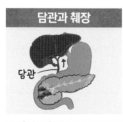

담관은 췌장을 관통하기 때문에 암의 영향을 받기 쉽습니다.

생기면 압박받아 담즙이 역류하는 상태가 발생합니다. 그 결과 담즙이 온몸을 돌아다니게 되어 피부가 노랗게 변하는 것입니다. 황달이 심할 경우 가려움을 동반하기도 하는데, 이는 담즙에 포함된 '빌리루빈'이라는 성분 때문입니다.

췌장암은 원래 증상을 발견하기 어려운 것이 특징이며, 특히 햇볕에 탄 사람이나 원래 피부가 노란 사람 등 개인차가 있기 때문에 황달 증상만으로 암을 판단하기란 역부족입니다. 그렇다면 암에 의한 황달 증상을 판단할 수 있는 결정적인 요소는 무엇일까요?

절대 잊지 말아야 할 2가지 체크 포인트

황달 여부를 확인할 때 반드시 알아두어야 할 2가지 포인트가 있습니다. 하나는 안구입니다. 눈의 흰자 부분은 새하얗기 때문에 황달 증상이 나타나기 쉽고, 피부보다 먼저 증상을 포착할 수 있습니다. 안구를 확인하기 위해서는 거울 앞에서 '눈꺼풀을 뒤집어 까보면' 됩니다. 그때 흰자가 노란빛을 띤다면 황달일 가능성을 의심해보시기 바랍니다.

그리고 또 하나는 소변과 대변입니다. 담즙은 십이지장에서 나온 후 장을 통해 대변으로 배출됩니다. 하지만 췌장암으로 인해 담관이 막히면 담즙이 역류해 전신을 돌아다니다가 결국 신장에 도달하게 됩니다. 원래 대변으로 배출되어야 할 담즙이 소변으로 배출되기 때문에, 그 경우 빌리루빈의 영향으로 소변색이 진해집니다. 반면 대변은 담즙이 빠져나가 흰색에 가까워집니다.

췌장암에 대한 지식과 예방법 ▶ 178페이지

 신호 알아차리기! 아주 중요한 포인트

피부가 노랗게 변하거나 눈의 흰자 부분이 노란빛을 띠기 시작했다면 황달일 가능성이 있습니다. 췌장암을 의심해봐야 합니다.

점에 나타나는 암의 위험한 신호 9

경계를 보고 양성인지, 악성인지 판단한다
- 점의 경계

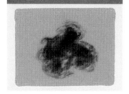

경계선이 애매하다

위의 예와 같이 경계가 모호하고 녹아드는 것처럼 보이는 경우에는 각별한 주의가 필요합니다.

점은 경계, 즉 경계선(Border)도 확인해봐야 합니다. 예를 들어 정상적인 점의 경우 검은 부분과 피부와의 경계가 뚜렷하게 나타나며, 형태 또한 명확하게 보입니다. 하지만 멜라노마(악성 흑색종)의 경우에는 경계가 불분명해 옆의 그림처럼 녹아든 것처럼 보이는 경우가 많습니다.

경계가 흐릿하다면 멜라노마를 의심하자!

이러한 점을 발견했다면 점의 형태 등도 함께 확인해보시기 바랍니

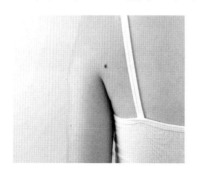

다. 멜라노마가 의심되는 경우에는 가능한 한 빨리 피부과를 방문해야 합니다. 또한 피부암 초기 진단은 매우 어렵기 때문에 피부과 전문의를 찾아가는 것이 좋습니다. 특히 더모스코피(Dermoscopy)라고 불리는 최신

진단 기술을 통한 검사를 할 수 있는 병원을 추천합니다.

기미와 점의 차이도 확실히 기억해두자

여기까지 읽고 '기미와 점의 차이는?'이라고 의문이 든 분도 계실 것입니다. 확실히 기미와 점은 구분하기 어렵습니다. 다만 일반적으로 기미는 다음의 특징이 있습니다.

- 크기가 3mm 이상.
- 경계선이 뚜렷.
- 색은 전체적으로 갈색.
- 평평하고 튀어나와 있지 않음.

또한 튀어나와 있고 갈색인 경우에는 '지루각화증'이라고 불리는 양성 종양으로 진단합니다. 이는 주로 중년 이후의 사람들에게 나타나며 피부의 노화로 인해 발생하기 때문에 '노인성 사마귀'라고도 불립니다. 지루각화증은 자연적으로 없어지지는 않지만, 그냥 두어도 문제가 없습니다. 하지만 섣부른 자가 진단은 위험하니 이러한 사마귀를 발견한 경우에도 피부과를 방문해보시기 바랍니다.

피부암에 대한 지식과 예방법   ▶ 166페이지

 신호 알아차리기! 아주 중요한 포인트

점은 피부와의 경계선이 뚜렷한 반면, 멜라노마는 경계가 흐릿하고 녹아드는 것처럼 보입니다.

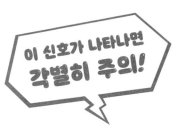

점에 나타나는 암의 위험한 신호 10

일그러진 모양은 악성의 증표 - 변형된 형태의 점

여러분은 자신의 점 모양이 어떻게 생겼는지 확인해보신 적이 있나요? 만약 타원형이거나 피부와의 경계가 변형된 것처럼 보인다면 주의가 필요합니다. 피부암 중에서 가장 흔한 종류는 '기저세포암'으로 주로 고령자의 얼굴에 발생하기 쉽습니다. 하지만 이 경우 암의 진행 속도가 느리기 때문에 발견 후 절제하면 큰 문제가 되지 않는 경우가 많습니다.

피부암으로 사망할 확률이 높은 점은?

이에 반해 매우 경계해야 할 종류는 '멜라노마(악성 흑색종)'라는 종양입니다. 멜라노마는 '점과 비슷한 것'이라고도 불리는 피부암의 일종인데, 매우 빠르게 진행되며 피부암 중에서도 특히 사망률이 매우 높습니다. 피부의 색소인 '멜라닌'은 '멜라노사이트'라는 세포에서 만들어지는데, 멜라노마는 그 공장 자체가 암에 걸려버린 상태입니다. 즉 멜라닌의 생산 공장이 암에 침범당한 상태이기 때문에 그곳에서 생산되는 멜라닌 또한 전혀 정상적인 것이 아닙니다. 그리고 암의 징조로 가장 먼저 확인해야 할 것이 '점의 모양'입니다.

진행이 빠르고 치사율이 높은 것이 멜라노마

점의 모양 중 'Asymmetry=비대칭성'에 주목해야 합니다. 일반적으로 사람들이 상상하는 정상적인 점은 좌우 균형 잡힌 예쁜 원 모양을 하고 있습니다. 하지만 멜라노마의 경우 멜라노사이트라는 세포가 암에 걸려 정상적인 모양의 점을 만들 수 없게 됩니다. 그 결과 찌그러진 타원형이나 톱니 모양 등 좌우 대칭이 아닌 점을 양산하게 됩니다.

점 모양을 살펴봤을 때 어느 정도 예쁜 원 모양이라면 문제가 없습니다. 하지만 모양이 일그러지거나 일부가 변형된 경우에는 멜라노마일 가능성이 큽니다. 따라서 즉시 피부과에서 검사받아보기를 바랍니다.

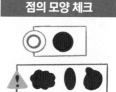

점의 모양 체크

상단의 그림처럼 동그란 모양이면 안심할 수 있지만, 하단의 3가지 그림처럼 변형되어 있다면 각별한 주의가 필요합니다.

피부암에 대한 지식과 예방법　　　　　　　　　　▶ 166페이지

 신호 알아차리기! 아주 중요한 포인트

피부암 중에서도 진행이 빠른 멜라노마에 주의해야 합니다. 멜라노마는 점의 모양을 통해 발견할 수 있습니다.

점에 나타나는 암의 위험한 신호 11

다양한 색이 섞인 점은 암일 가능성이 큼
- 점의 색

다양한 색이 섞인 점은 암일 가능성이 크다

형태나 경계선 외에도 점이 피부암인지 판단하는 결정적인 요소는 색입니다. '최근에 생긴 점이 다른 점과 뭔가 색이 다르네…'라는 생각이 들면 각별한 주의가 필요합니다. 멜라노마일 가능성이 있기 때문입니다.

일반적으로 정상적인 점은 검은색 한 가지로 이루어져 있지만, 멜라노마의 경우 색이 진하거나 옅은 부분이 있는가 하면, 부분적으로 갈색을 띠는 등 아래 그림처럼 얼룩덜룩한 느낌이 듭니다.

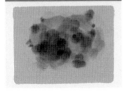

다양한 색이 섞여 있다

검은색 한 가지로 이루어진 점이면 안심이지만, 다양한 색이 섞여 있는 경우는 주의해야 합니다.

물론 기미나 멍일 가능성도 있으므로 원인에 대해 잘 생각해봐야 합니다. 그리고 원인이 불분명하고 점의 색상이 점점 다양해지기 시작했다면 멜라노마일 가능성을 의심해볼 필요가 있습니다.

신호 알아차리기! 아주 중요한 포인트

짙은 부분이나 옅은 부분, 갈색 부분 등 색깔이 얼룩덜룩해 보이는 경우, 그 점은 멜라노마일 가능성이 있습니다.

점에 나타나는 암의 위험한 신호 12

크기가 6mm 이상인 점은 주의하자
- 점의 크기

점을 진단할 때는 지름, 즉 크기도 중요한 포인트입니다. 지름이 긴 점, 즉 큰 점은 피부암일 가능성이 있습니다.

크기가 6mm 이상이면 피부과로 직행하자

그러면 구체적으로 어느 정도 크기면 경계해야 할까요? 점의 크기에 관해서는 정상적인 점이 6mm 미만인 반면, 멜라노마는 6mm 이상으로 알려져 있습니다.

물론 큰 점이라고 해서 반드시 피부암인 것은 아니지만, 큰 점이면서 모양이 비대칭이거나 경계가 불분명하고 색이 얼룩덜룩한 특징이 나타나면 주의가 필요합니다. 또한 멜라노마는 장소를 가리지 않고 신체의 여러 곳에 생길 수 있기 때문에 눈에 잘 띄지 않는 곳도 놓치지 않도록 주의를 기울여야 합니다.

점의 크기

6mm 이상

크기가 6mm보다 작으면 괜찮지만, 6mm 이상이면 각별한 주의를 기울여야 합니다.

신호 알아차리기! 아주 중요한 포인트

6mm 이상인 큰 점은 각별한 주의가 필요합니다. 멜라노마일 가능성이 있습니다. 모양이나 색상 등 다른 특징도 확인해보고 판단해봅시다.

점에 나타나는 암의 위험한 신호 13

점의 변화는 악성일 위험성
- 점의 형태 변화

134~141페이지에서는 색상이나 형태 등 다양한 멜라노마의 특징을 설명했습니다. 하지만 성가시게도 이러한 특징들은 시간이 지남에 따라 점점 변합니다.

점이 커지는 경우 악성 종양일 가능성도 있다

이에 반해 정상적인 점은 거의 변하지 않습니다. 즉, 명확한 색상이나 형태의 변화를 포착하면 멜라노마를 발견할 수 있습니다. 예를 들어 다음과 같은 변화가 나타납니다.

- 원래는 보통 크기의 점이었으나 점점 커짐.
- 색상이나 형태가 변함.
- 처음에는 경계가 명확했는데 점점 흐려짐.

한 번 확인했다고 해서 '정상적인 점'이라고 안심해서는 안 됩니다. 장기적으로 점검해 이러한 변화가 없는지 확인해봐야 합니다. 특히 점

의 중심 부분이 움푹 패인 채 헐어 있을 경우
는 매우 의심스러우므로 반드시 피부과에 가야
합니다. 멜라노마가 진행되면 점이 부분적으로
튀어나오는 특징이 있기 때문입니다. 또한 평
상시 반드시 해야 할 일이 있습니다. 그것은 발
바닥을 관찰하는 것입니다.

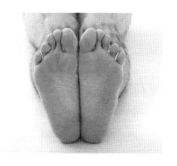

점이 울퉁불퉁하다면 주의

중심부가 움푹 들어간 점이 생겼다
면 멜라노마일 가능성이 큽니다.

멜라노마의 25%는 발바닥에 생긴다!

대부분 사람은 자기 발바닥을 자세히 들여다보지 않습니다. 그래서
발바닥에 새로운 점이 생기거나 변하는 등 이상 증상이 발생하더라도
알아차리지 못하는 경우가 있습니다.
만약 실제 피부암일 경우 이를 그대
로 방치하면 손쓸 수 없는 지경에 이
르게 됩니다. 그리고 중요한 사실은
실제로 멜라노마의 25%는 발바닥에
발생한다고 합니다.

피부암에 대한 지식과 예방법 ▶ 166페이지

 신호 알아차리기! 아주 중요한 포인트

점은 한 번 확인하고 안심할 것이 아니라 장기적으로 확인을 게을리하지 말고 형태
나 색상의 변화를 잘 관찰해야 합니다.

암의 위험한 신호 14
의외인 위암 증상 - 왼쪽 어깨의 혹

위암은 암 중에서도 사망자 수 3위를 차지하고 있는 질병입니다. 매우 무서운 암이기 때문에 가능한 한 예방과 조기 발견을 위해 노력할 필요가 있습니다. 위암의 증상 중에는 설마 위와 관련이 있을 것이라고는 생각지도 못하는 것들이 많습니다.

위암이 진행되면 왼쪽 어깨에 나타나는 의외의 증상

그중 한 가지가 바로 어깨입니다. 위암이 진행된 경우 왼쪽 어깨에 특별한 증상이 나타나는 경우가 자주 있습니다. 구체적으로는 왼쪽 어깨의 쇄골의 움푹 패인 부분에 작은 혹이 생깁니다. 여러분도 시험 삼아 왼쪽 어깨 앞쪽과 쇄골 사이를 만져보기를 바랍니다. 만약 혹이 있다면 암이 전이되었을 가능성이 있습니다. 특히 그 혹이 딱딱하거나 움직여 보려고 해도 움직이지 않거나 통증이 동반되는 경우에는 각별한 주의가 필요합니다.

그리고 매우 흥미로운 점은 이 증상이 왼쪽에만 나타난다는 것입니다. 왼쪽 어깨로의 전이는 위암이 림프의 흐름을 따라 자신의 영역을 확장하려고 할 때 발생합니다. 혹이 생기는 장소는 '왼쪽 쇄골 상와 림프절'이라고 불리며, 대정맥에 림프관이 합류하는 정맥각 부근에 있어 위치상 암이 도달하기 쉽습니다.

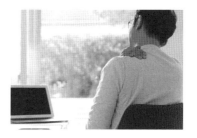

림프를 통해 어깨로 암이 전이된다

이 현상을 의학용어로 '비르효(Virchow) 전이'라고 합니다. 비르효 전이는 위암에서 자주 나타나는 증상이지만, 그 외에도 폐암이나 식도암의 전이 증상으로도 나타납니다. 다만 이 경우 전이가 상당히 진행된 상태이기 때문에 가능하면 증상이 나타나기 전에 조기 신호를 미리 파악해두는 것이 좋습니다.

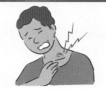

좌측 쇄골의 움푹 패인 부분에 주의

왼쪽 어깨와 쇄골 사이 움푹 패인 부분에 혹이 있는지 직접 확인해봅시다.

위암에 대한 지식과 예방법 ▶ 174페이지

 신호 알아차리기! 아주 중요한 포인트

왼쪽 어깨와 쇄골 사이 움푹 패인 부분에 혹이 생겼다면, 위암이 전이되었을 가능성이 있으므로 즉시 병원에서 진찰받기를 바랍니다.

암의 위험한 신호 15

폐 상부 종양으로 인해 발생하는 증상
- 손 저림

손이 저리는 증상에는 다양한 원인이 있습니다. 예를 들어 냉증이나 어깨 결림 등에 의한 혈액 순환 불량, 요추 추간판 탈출증이나 경추증 등 척추와 신경의 압박 등을 원인으로 들 수 있습니다. 이로 인해 저림이나 팔의 통증, 무기력함 등이 자주 발생할 수 있습니다. 그리고 아주 무서운 것은 뇌경색이나 뇌출혈로 인해 저림이 발생한 경우입니다. 신체 감각을 조절하는 영역이 손상되면, 손뿐만 아니라 얼굴이나 발에도 저리는 증상이 나타납니다.

어느 경우든 절대 가볍게 여겨서는 안 될 증상이지만, 사실 폐암으로 인해 저림이 발생할 수도 있습니다. 폐암으로 인한 저림은 의학용어로 '폐첨부'라고 불리는 폐의 상부 끝에 생긴 종양이 원인입니다. 이를 가리켜 '판코스트 종양'이라고도 합니다.

손쓸 수 없기 전에 위험 신호를 발견해야 한다

폐의 상부에 종양이 생기면 저리는 증상이 나타나는 이유는 암이 영역을 확장하면서 신경 부위로 전이되기 때문입니다. 흉벽 주변에 퍼진

신경 다발에 암이 전이되면서 신경의 지휘탑이 손상됩니다. 그 결과, 어깨나 팔에 통증을 느끼거나 저림 등이 발생하는데, 이는 목 디스크 증상과 매우 유사합니다.

엑스레이상에는 잘 드러나지 않는 특수한 암

이 유형의 암이 무서운 것은 폐의 상부에 생기기 때문에 엑스레이 촬영 시 쇄골 등에 가려져 건강검진 등을 해도 놓치기 쉽다는 점입니다. 저림이나 힘이 잘 들어가지 않는다는 느낌이 있을 때는 대부분 사람이 일단 정형외과를 방문합니다. 하지만 그럴 때도 이러한 예상치 못한 원인이 있을 수 있음을 인지하고 있어야 합니다. 그리고 다른 폐암 증상이 없는지 함께 종합적으로 점검하는 것이 중요합니다. 만약 여러 증상이 동시에 나타나면 가능한 한 빨리 병원에 가도록 합시다.

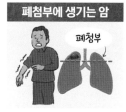

폐첨부에 생기는 암

폐첨부

폐의 상단 끝에 생기는 암은 엑스레이 검사상에서도 놓칠 수 있습니다.

폐암에 대한 지식과 예방법 ▶ 170페이지

 신호 알아차리기! 아주 중요한 포인트

손이 자주 저리거나, 손이나 손가락 끝에 힘이 잘 들어가지 않거나, 물건을 제대로 잡을 수 없는 경우에는 폐암일 가능성을 고려해봅시다.

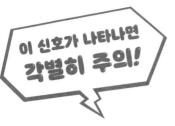

암의 위험한 신호 16

손가락을 보고 폐암을 알 수 있다
- 손가락이 굵어진다

얼굴의 부기, 손의 저림, 눈꺼풀이 처지는 등의 증상은 어느 정도 폐암이 커지거나 전이되었을 때 나타나는 증상입니다.

손가락을 보기만 해도 알 수 있는 폐암의 가능성

이에 반해 암 초기 단계에서 나타나는 증상이 있습니다. 그중 한 가지가 '손가락이 굵어지는 현상'입니다. 폐암일 수도 있다는 사실이 믿기지 않지만, 결코 놓쳐서는 안 될 증상입니다. 구체적으로는 '손가락 끝이 동그랗게' 되는 상태로 의학용어로 '곤봉지'라고 합니다. 곤봉은 문자 그대로 북을 칠 때 사용하는 막대기로 끝부분이 굵게 되어 있어 이런 이름이 붙었습니다.

왜 폐암이 발생하면 곤봉지가 되는 것일까요? 정확한 메커니즘은 밝혀지지 않았지만, 무려 폐암 환자의 약 17%에게서 곤봉지가 나타난다는 데이터가 있을 만큼 흔한 증상입니다. 한 가설에 따르면 손가락 끝으로 가는 산소 공급 부족이 원인일 수도 있다고 합니다. 하지만 손가락이 굵어졌다고 해도 '운동해서, 원래부터 손가락이 굵어서 잘 모르겠다'라는 사람도 있을 수 있어서 무언가 확실한 기준이 필요합니다.

혼자서 할 수 있는 곤봉지 진단법 소개

자신이 곤봉지인지 걱정되는 사람들을 위해 간단한 자가 진단법을 알려드리겠습니다.

① 먼저 양쪽 검지손가락을 앞으로 내밉니다.
② 양쪽 검지손가락의 손톱 부분을 맞대고 붙입니다.
③ 정상적인 경우 작은 마름모 모양의 틈이 생깁니다.
④ 반면, 곤봉지인 사람은 손가락이 부풀어 올라 틈이 생기지 않습니다.

④는 전문 용어로 '샴로스 징후(Schamroth sign)'라고 불립니다. 이는 폐암이 의심되는 신호로, 만약 마름모 모양이 만들어지지 않았으며 지금까지 병원에 가지 않았다면 한번 검사를 받아볼 것을 권합니다. 곤봉지는 일반인에게는 잘 나타나지 않는 증상입니다. 그러나 한 가지 증상만으로 판단하지 말고, 다른 폐암 증상들도 같이 확인해보세요.

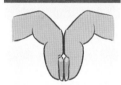

곤봉지 체크법

중간에 마름모 모양이 생긴다면 안심해도 됩니다.
틈이 생기지 않는다면 각별한 주의가 필요합니다.

폐암에 대한 지식과 예방법 ▶ 170페이지

 신호 알아차리기! 아주 중요한 포인트

손가락 끝이 비정상적으로 굵어지는 증상을 곤봉지라고 합니다. 폐암과 관련이 있을 가능성이 있으니 다른 폐암 증상이 나타나지는 않았는지 확인해보세요.

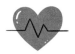

암의 위험한 신호 17

스트레스를 받거나 과식한 적이 없다면 특히 경계
- 명치 통증

명치 부근이 콕콕 쑤시거나 욱신거리는 경우, 이는 분명히 위에 어떤 이상이 발생했다는 증거입니다. 명치의 통증을 의학용어로 '심와부통'이라고 합니다. 정확하게 몸의 중심부 통증을 말하는데, 사실 위는 명치 부근에 있습니다. 원인으로는 폭식, 폭음, 과음, 스트레스 등에 의한 위염이나 역류성 식도염, 또는 위궤양 등을 예로 들 수 있는데, 또 한 가지 위암일 가능성도 있습니다.

암으로 인한 위통은 병이 진행되고 있다는 증거

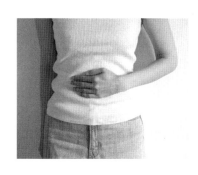

위암은 초기 단계에서는 증상이 나타나지 않지만, 암이 진행됨에 따라 위에 통증이 나타나기 시작합니다. 점차 통증이 심해지거나, 위가 더부룩하고, 속 쓰림이 동반되거나 혹은 시중의 약으로 증상이 개선되지 않는 경우에는 빨리 병원에 가야 합니다.

바륨과 위내시경 중 어떤 것을 선택해야 할까?

위통이 발생한 경우 전문은 소화기내과입니다. 이 경우 검사를 통해 원인이 발견되는 경우도 있습니다. 위 검사로 바륨 검사(위장 조영술)와 위내시경 검사가 있는데, 바륨 검사는 위 전체를 조망해 관찰할 수 있다는 장점이 있으며, 위벽 전체에 침투하는 '스킬스 위암'을 발견하는 데 적합합니다. 반면 능숙하지 않은 의사가 엑스레이 촬영을 하는 경우 병변을 놓치기 쉽다는 리스크가 있습니다.

한편, 위내시경은 위벽을 내부에서 직접 눈으로 확인할 수 있기 때문에 '조기 위암'을 발견하는 데 적합합니다. 또한 위내시경은 인두암이나 식도암을 동시에 확인할 수 있어 일석이조입니다. 2가지 모두 장점이 있으므로 정기적으로 바륨 검사와 위내시경 검사를 받는 것이 좋습니다.

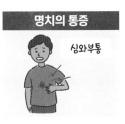

명치의 통증

심와부통

명치 부근의 통증은 위에 심각한 문제가 발생하고 있다는 증거입니다.

위암에 대한 지식과 예방법   ▶ 174페이지

 신호 알아차리기! 아주 중요한 포인트

위에 통증이 발생하면 절대 방치하지 말고 빨리 소화기내과에 가세요. 바륨 검사나 위내시경으로 원인을 특정할 수 있습니다.

암의 위험한 신호 18

조기 발견이 어려운 췌장암을 알아차린다
- 배와 등의 통증

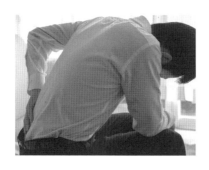

배나 등에서 느껴지는 통증은 나이가 들면서 발생하는 뼈의 노화, 무거운 짐을 들었을 때 등에 가해지는 부담, 나쁜 자세, 스트레스나 불규칙한 생활로 인한 위장 통증 등 다양한 원인이 있을 수 있습니다.

췌장암은 조기 발견이 어렵다. 늦기 전에 조심하자

그리고 췌장암에 걸렸을 때도 배나 등에 통증이 나타날 수 있습니다. 췌장에 관한 주요 질병으로는 급성 췌장염과 만성 췌장염이 있는데, 급성 췌장염의 경우 복부에서 등까지 뚫고 지나가는 듯한 극심한 통증이 발생해 서 있을 수 없는 상태가 됩니다. 반면에 췌장암의 통증은 급성 췌장염만큼 강하지 않고 묵직하고 답답한 느낌이 있으며, 식욕 부진이나 불안정한 변통 등의 이상 징후가 동반될 수 있습니다. 어느 쪽이든 명확한 통증이 아니기 때문에 조기 발견이 어렵습니다.

췌장은 위의 뒤쪽에 있는 '후복막 장기'입니다. 후복막 장기에서 발생하는 증상들의 공통점으로 등에서 이상 징후를 느끼는 경우가 많습니다.

통증은 종합적으로 판단하자

예를 들어 신장도 같은 범주에 속하는데, 신장의 염증이나 요관 결석 등으로 인해 등에서 통증이 발생할 수 있습니다. 배와 등의 통증은 다양한 원인으로 인해 발생할 수 있으므로 한 가지 증상만으로 췌장암이라고 단정할 수는 없습니다.

덧붙여 췌장염의 통증은 췌장 자체의 통증이라기보다는 췌장 내부를 지나는 췌관이 종양으로 인해 막혀서 발생하게 됩니다. 내부로 빠져나갈 수 없는 췌액이 계속해서 쌓이게 되면 결국 염증을 일으키게 되는 것입니다. 또한 췌장염은 과도한 음주나 중성지방이 너무 높을 때 발생할 수 있으므로 주의가 필요합니다.

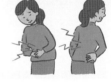

배와 등의 통증

췌장암에 걸리면 배나 등에 둔하고 묵직한 통증이 생길 수 있습니다.

췌장암에 대한 지식과 예방법　　　　　　　　　　　▶ 178페이지

 신호 알아차리기! 아주 중요한 포인트

급성 췌장염은 극심한 통증을 동반하는 경우가 많습니다. 반대로 췌장암의 초기에는 묵직하고 답답한 통증이 나타나는 경우가 많습니다.

몸 상태로 나타나는 암의 위험한 신호 19

조금 먹었는데도 배가 부르다면 위암을 의심하자
- 금세 배가 부르다

식욕은 있는데 왠지 평소보다 유난히 빨리 배가 부르는 것 같고, 간식을 먹지 않는데도 음식을 삼키기가 어려운 증상이 계속되면, 일단 소화기내과를 방문해보시기 바랍니다. 위암일 가능성이 있기 때문입니다.

암은 위벽을 단단하게 만들어 음식물의 소화를 방해한다

물론 기분이 우울하거나 여름철 무더위 등 다양한 원인으로 인해 식욕이 감퇴할 수 있지만 '조금만 먹었는데도 금세 배가 부른 경우'에는 각별한 주의가 필요합니다.

그렇다면 왜 이런 현상이 일어날까요? 위는 늘어나거나 줄어들면서

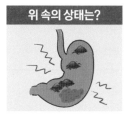

위 속의 상태는?

암은 위벽을 단단하게 만들어 위의 신축성을 잃게 만들기 때문에 음식물이 그대로 쌓이게 됩니다.

음식을 소화하고 장으로 보냅니다. 이 위벽에 단단한 위암이 생기면 마치 스토퍼처럼 작용해 위가 제대로 늘어나거나 줄어들지 못하게 됩니다. 그 결과 위는 평소처럼 기능하지 못하고 뇌에 '소화할 수 없으니 음식 섭취를 줄이라는 신호'를 보냅니다. 이로 인해 포만중추가 빨리 채

워지면서 많이 먹지 않았는데도 배가 부르게 되는 것입니다. 이 증상만으로 병원에 방문하기는 망설여질 수도 있겠지만, 다른 위암 증상도 확인해보고 해당되는 것이 있다면 꼭 병원을 방문하시기 바랍니다.

많이 먹지 않았는데도 배가 부르면 특히 주의

또한 위의 입구나 위의 상부에 암이 생긴 경우 음식을 삼키기가 어려워지거나 음식이 위로 원활하게 들어가지 않는 경우가 있습니다. 이 경우 위에서 무언가 위화감이 느껴지기 때문에 식욕 부진보다는 알아차리기 쉽습니다. 이러한 경우에도 마찬가지로 의사와 상담하는 것이 좋습니다.

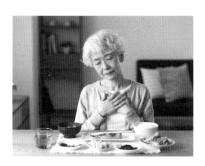

위암에 대한 지식과 예방법 ▶ 174페이지

 신호 알아차리기! 아주 중요한 포인트

식욕은 있지만 금세 배가 부르거나 갑자기 먹는 양이 줄어드는 등의 경우에는 위암일 가능성이 있습니다.

몸 상태로 나타나는 암의 위험한 신호 20

원인불명의 체중 감소는 대장에 문제가 있다
- 체중 감소

'먹는 양이 줄지 않았는데도 최근 들어 체중이 줄고 있다', '잘 먹고 있는데도 왠지 기력이 떨어진 것 같다' 이런 증상이 나타나면 상당히 신경을 써야 합니다. 왜냐하면 대장암 등이 발생했을 우려가 있기 때문입니다.

원인불명의 체중 감소는 질병의 진행 가능성을 의심해보자

이러한 증상은 암에 걸렸을 때만 나타나는 특징은 아니지만, 이유 없이 체중이 감소한다는 것은 무언가 질병이나 문제가 있을 가능성이 큽니다. 물론 의식적으로 다이어트를 하거나 식사량을 줄인 결과, 체중이 줄어드는 것은 문제가 되지 않지만, 만약 아무것도 하지 않았고 생활습관이 변하지 않았는데도 체중이 계속 줄어든다면 의심을 해봐야 합니다.

사실 암세포가 우리 몸속에 자라기 시작하면 암은 스스로 살아남기 위해 사람의 몸에서 영양분을 찾으려고 합니다. 이때 숙주인 사람의 단백질과 지방을 분해해 자신의 영양분으로 삼기 때문에 결과적으로 체중이 줄어들게 되는 것입니다.

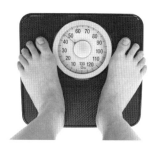

그렇다면 위험의 기준은 어떻게 될까요? 구체적으로는 6개월에서 1년 사이에 체중의 5%가 줄어든다면 의학적으로 문제가 있다고 기억해두시기 바랍니다.

영양소를 가로채서 성장하는 암

또한 만성 췌장염의 경우 영양이 제대로 흡수되지 않아 체중이 감소할 수 있습니다. 또한 당뇨병이나 갑상선 기능 항진증과 같은 질환의 경우에도 체중 감소가 나타날 수 있습니다.

어느 경우든 단순히 체중 감소를 방치하지 말고, 원인을 철저히 규명해 대책을 세울 필요가 있습니다.

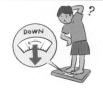

체중이 점점 줄어든다

영양을 충분히 섭취하고 있는데도 체중이 감소한다면 질병일 가능성을 의심해야 합니다.

대장암에 대한 지식과 예방법　　　　　▶ 182페이지

 신호 알아차리기! 아주 중요한 포인트

체중이 병적으로 줄어들 경우 대장암 등일 가능성이 있습니다. 체중 감소의 원인을 정확히 찾아내고 대책을 강구해야 합니다.

몸 상태로 나타나는 암의 위험한 신호 21

당뇨병은 췌장암의 큰 위험 요소
- 혈당치의 급격한 상승

건강검진에서 특별한 원인이 떠오르지 않는데도 "혈당치가 높다"라는 말을 들어 깜짝 놀란 경험을 해보신 적이 있을까요? 이것은 증상이라기보다는 검사 데이터상의 이상을 의미하는데, 원인불명의 급격한 혈당치 상승은 췌장암일 가능성을 생각해볼 수 있습니다.

당뇨병은 췌장암의 큰 위험 요인이 된다

췌장은 혈당치를 조절하는 인슐린이라는 중요한 호르몬을 생산하는 공장입니다. 이 공장에 암이 생기면 인슐린 생산성이 떨어져 분비량도 감소합니다.

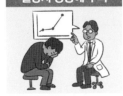

생활습관이나 건강검진에서 문제가 없었는데, 혈당치가 급격히 상승했다면 주의가 필요합니다.

그러면 혈당치가 올라가고 당뇨병이 발생할 가능성이 커집니다. 사실 당뇨병 자체가 췌상암의 위험 요소가 될 수 있으므로 각별한 주의가 필요합니다. 어쨌든 혈당치나 그 지표가 되는 HbA1c이 이상한 수치를 보일 때는 빠르게 의사와 상담하도록 합시다. 대부분의 경우 혈당치의 이상은 음주나 폭식, 폭음 등 생활습관의 문제나, 재택근무로 인한 운동 부족 등에 원인이 있습니다.

건강검진에서는 정상인데 혈당치가 급상승한다

또한 혈당치는 상승할 때 보통 서서히 올라가는 데 반해, 췌장암의 경우는 이전에 아무런 징후가 없었는데도 한 번에 혈당치가 급상승하는 패턴이 특징입니다. 과거 건강검진에서 전혀 문제가 없었는데 갑자기 혈당치가 상승한 경우, 당뇨병 환자가 생활습관을 바꾸지 않았는데 도 혈당치 조절이 갑자기 어려워진 경우 등이라면 특히 주의가 필요합 니다. 먼저 내과에 가서 혈당치 조 절을 하게 되겠지만, 그 시점에서 주치의와 췌장암에 대해 충분히 이 야기해볼 필요가 있습니다.

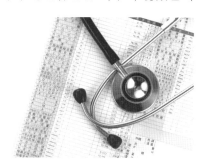

췌장암에 대한 지식과 예방법	▶ 178페이지

 신호 알아차리기! 아주 중요한 포인트

'침묵의 장기'인 췌장암은 혈당치의 급격한 상승으로도 발견할 수 있습니다. 건강 검진 결과를 반드시 확인하세요.

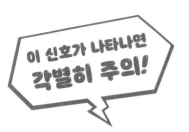

대변에 나타나는 암의 위험한 신호 22

약을 복용한 적이 없다면 암일 위험성
- 대변의 색

검은 변은 위에서 출혈이 일어나고 있는 응급 상황

여러분은 평소에 자신의 변, 즉 대변의 색을 확인하고 있나요? 만약 최근에 대변 색깔이 검은색이라면 매우 응급한 상황입니다.

사실 변은 암에 걸렸을 때 나타나는 가장 중요한 신호 중 하나입니다. 이 증상이 나타난다면 한시라도 빨리 병원을 방문해야 하니 반드시 기억해두시기 바랍니다. 위암에 걸렸을 경우 마치 오징어 먹물 파스타를 먹었을 때처럼 새까만 변이 나올 수 있습니다. 이 변은 '타르변'이라고도 불리는데, 검은 성분은 암에 의한 출혈로 인해 나온 혈액 성분 때문입니다. 위암에서 나온 피는 그 후 십이지장, 소장, 대장으로 이어지는 긴 통로를 지나 최종적으로 변으로 배출되는데, 이 과정에서 피와

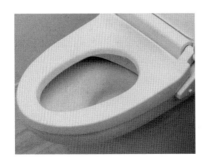

위산이 섞이면서 혈액 속의 철분이 산화되어 검게 보인다고 알려져 있습니다.

빈혈 치료를 위한 철분제를 복용 중인 사람은 그 영향으로 변이 검게 변할 수도 있습니다. 하지만 반대로

철분제를 복용하지 않았는데도 계속해서 검은 타르변을 본다면 즉시 병원에서 검사를 받으시기 바랍니다. 이러한 타르변은 식도나 십이지장에서 출혈이 일어날 때도 비슷하게 나타납니다.

대장암의 경우에는 빨간 혈변이 나온다

한편 대장암의 경우에는 검은 변이 나오지 않습니다. 항문에 가까운 부분에서 출혈이 발생하기 때문에 신선한 붉은 혈액이 변에 섞여 나옵니다. 이 경우 계속해서 출혈이 발생하면서 빈혈 상태가 되기 때문에 즉시 수혈이 필요할 수도 있습니다. 그렇게 되지 않도록 평소에 규칙적으로 자신의 대변 색을 확인하는 습관을 들입시다.

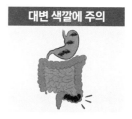

대변 색깔에 주의

검은 변은 혈액 속의 철분이 산화해 발생하게 됩니다. 짙은 갈색이 아니라 정말 새까맣게 변합니다.

| 위암에 대한 지식과 예방법 | ▶ 174페이지 |
| 대장암에 대한 지식과 예방법 | ▶ 182페이지 |

 신호 알아차리기! 아주 중요한 포인트

평상시 자신의 대변 색을 확인하는 습관을 들이세요. 만약 검은 변이 계속된다면 위나 소장, 십이지장에서 출혈이 일어났을 가능성이 큽니다.

대변에 나타나는 암의 위험한 신호 23

오래 지속되면 대장암을 의심하자
- 장기간의 변비와 복통

대장암이 자라면 변이 지나가는 통로가 점점 좁아지기 때문에 변이 가늘어지거나 변비가 계속되는 일이 자주 발생합니다.

통로를 완전히 막아버리는 무서운 대장암

대장암에 의한 변비일 경우 최종적으로는 암이 상당히 커져서 변이 통과하지 못하는 상태가 됩니다. 그리고 이런 대장암 증상으로 인해 변이 점점 쌓이게 되면 변이 전혀 나오지 않을 뿐만 아니라 복통도 심해질 수 있습니다.

이런 경우를 의학용어로 '장폐색'이라고 부릅니다. 장폐색에는 변비

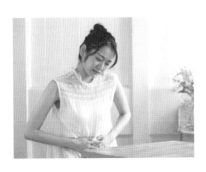

외에도 메스꺼움, 구토, 방귀가 나오지 않는 등의 증상이 나타나며, 치료법으로는 음식과 물을 금한 상태에서 '일레우스관'이라는 관을 코에서 소장까지 삽입해 장관의 내용물을 흡인하는 방법이 있습니다. 그

후에도 증상이 호전되지 않으면 수술이 필요할 수도 있습니다.

장기간 변비가 지속되면 일단 암을 의심해보자!

간혹 변비를 너무 오랫동안 방치하면 대장암이 진행되고, 갑자기 복통이 발생해 응급 이송 후 바로 수술을 받는 경우도 있습니다. 또한 통증의 경우, 증상이 나타날 때도 있고 나타나지 않을 때도 있다는 점을 알아두어야 합니다.

물론 변비나 변이 가늘어지는 증상은 흔한 증상이며, 특히 여성의 경우 너무 걱정할 필요는 없습니다. 하지만 변비가 지나치게 장기간 지속되거나 복통이 동반되는 등 다른 증상과 함께 나타난다면 빨리 병원에 가서 의사와 상담하는 것이 좋습니다.

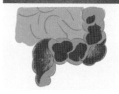

변비일 경우 각별한 주의가 필요

대장에 암이 생기고 그것이 진행되면 변이 지나가는 통로를 완전히 막아버릴 수 있습니다.

대장암에 대한 지식과 예방법 ▶182페이지

 신호 알아차리기! 아주 중요한 포인트

오랜 변비와 복통은 각별한 주의가 필요합니다. 여러 가지 원인이 있을 수 있겠지만, 대장암일 가능성도 고려해 신속히 병원을 방문해야 합니다.

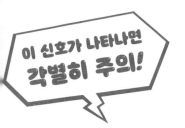
이 신호가 나타나면 각별히 주의!

대변에 나타나는 암의 위험한 신호 24
눈으로 봐서는 알 수 없기 때문에 검사가 필요
- 혈변

건강검진 시 자주 실시하는 것이 바로 '대변 잠혈 검사'입니다. '대변을 제출하는 것이 조금 꺼려진다…'라고 생각해 미루다 보면 나중에 큰일을 겪을 수 있습니다.

암은 우리 몸속에 혈관을 만든다

이 대변 잠혈 검사는 육안으로 확인할 수 없을 정도로 미세한 혈액이 대변에 섞여 있는지 없는지, 즉 '혈변'을 조사하는 검사입니다. 이를 통해 대장암이나 암의 전 단계인 폴립을 발견할 수 있습니다. 그렇다면 왜 대장암이 생기면 혈변이 나올까요? 암은 자신의 세포에 영양을 공급하기 위해 자기 멋대로 인체 내부에 자기에게 연결되는 혈관을 만듭니다. 이 혈관은 의학용어로 '신생혈관'이라고 불립니다.

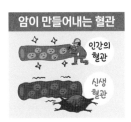
일반 혈관과 달리 암이 만드는 혈관은 약하고 쉽게 파괴됩니다.

원래 우리 몸속의 혈관들은 마치 전문가가 만든 것처럼 튼튼하게 만들어졌지만, 암은 혈관 생성에 있어 아마추어이기 때문에 신생혈관은 다소 약하게 만들어집니다.

그리고 변이 대장을 통과할 때 이 신생혈관에 변이 부딪히면서 혈관이 파열되어 출혈이 발생하고 변에 섞이게 되는 것입니다.

장기간 혈변이 계속될 경우 바로 병원에 가자

혈변의 경우 암이 생긴 부위에 따라 색이 달라집니다. 예를 들어 위암 등에서 출혈이 발생한 경우 혈액은 위산과 반응하거나 위에서 항문까지의 긴 경로를 거치는 동안 변색되어 검은색에 가까운 변이 됩니다.

이에 반해 대장은 항문 바로 근처에 있는 장기라 대장에서 나오는 혈액은 신선한 상태로 체외로 배출됩니다. 따라서 붉은 빛을 띠게 됩니다. 이것을 의학용어로 '선혈변'이라고 부릅니다.

물론 치질 등도 혈변의 원인이 될 수 있습니다. 하지만 출혈이 일정기간 계속되거나 특히 치질 등의 원인이 없는데도 혈변이 나올 때는 대장암이 원인일 가능성도 고려해야 합니다.

대장암에 대한 지식과 예방법　　　　　　　　　　　▶ 182페이지

 신호 알아차리기! 아주 중요한 포인트

혈변은 전형적인 대장암 증상이라고 할 수 있습니다. 건강검진 시 대변 잠혈 검사는 반드시 매번 받아서 폴립 여부 등을 확인하도록 하세요.

점이나 기미, 멍 등과 혼동하기 쉽다
– 피부암에 대한 지식과 예방법은?

 점이나 기미, 멍 등과 착각하기 쉬운 피부암. 상태를 지켜보자고 방치하면 손쓸 수 없게 되는 경우도 있다.

피부암은 진행되기 전에 발견하면 부분적인 수술 선에서 끝날 수 있습니다. 하지만 피부가 보내는 SOS 신호를 알아차리지 못한 채 장기로 전이되면 수술이 불가능하고, 방사선 치료나 항암 치료 등 장기적인 치료가 필요합니다. 따라서 피부가 보내는 SOS 신호를 빨리 알아차려야 합니다.

피부암을 방치하면 최악의 경우 사망에 이를 수도 있다

애초에 피부암은 표피 속에 있는 세포가 암화되면서 발생합니다. 피부암에는 여러 종류가 있지만, 대표적으로 4가지로 나눌 수 있습니다. 그 종류에 관해 소개해보겠습니다.

① 기저세포암 : 표피의 기저층에 생기는 암입니다. 전이는 거의 없지만 재발률이 높습니다.
② 유극세포암 : 표피의 유극층에 생기는 암입니다. 고령자에게서 많이 발생하며 주로 손발에 생깁니다. 방치하면 림프절로 전이되어 사망에 이를 수도 있습니다.
③ 유방 파제트병 : 외음부, 겨드랑이, 항문 주위 등에 생기는 암입니다. 외

관상 무좀이나 습진과 비슷해 전이되고 나서야 알아차리는 경우도 있습니다.

④ 멜라노마 : 피부의 색을 만드는 멜라닌 세포에 생기는 암입니다. 점과 구분하기 어려울 뿐만 아니라 악성도가 매우 높아 방치하게 되면 치료가 불가능하고 사망에 이를 수도 있습니다. 다양한 SOS 신호가 있으며, 조기 발견이 최대의 열쇠입니다.

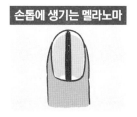

손톱에 생기는 멜라노마

손톱에 세로로 한 줄의 선이 생겼는데 선이 두꺼워지거나 색이 짙어지는 경우에는 각별한 주의가 필요합니다.

피부암을 조기에 발견할 수 있는 확인 방법은?

앞서 소개한 피부암들은 모두 조기 발견이 매우 중요합니다. 그러나 점이나 멍, 기미나 검버섯 등과 유사한 경우가 많아 알아차리기 쉽지 않으므로 각별한 주의가 필요합니다. 피부암과 관련해서는 피부의 변화를 세밀하게 살펴보고, 조금이라도 이상하다고 느끼면 신속히 병원에 가서 진료받는 것이 가장 안전합니다.

특히 ④ 멜라노마는 악성도가 매우 높아서 이 책에서도 그 특징과 구별법을 자세히 설명하고 있습니다. 이와 관련해서 소개하고 싶은 것이 ABCDE 신호입니다. 이 신호는 점과 혼동하기 쉬운 멜라노마의 특징을 정리한 것으로 반드시 알아두어야 합니다. ABCDE 신호는 각각의 증상의 영어 머리글자를 따서 패턴으로 나눴습니다.

Asymmetry(비대칭) : 점이 둥근 모양이 아닙니다. (→ 136페이지)
Border(경계) : 점과 피부의 경계가 명확하지 않습니다. (→ 134페이지)
Color(색) : 멜라노마는 다양한 색이 섞여 있습니다. (→ 138페이지)

Diameter(직경) : 직경이 6mm 이상인 점은 피부암일 가능성이 높습니다. (→140페이지)

Evolving(형태 변화) : 점의 모양이 시간이 지나면서 변합니다. (→142페이지)

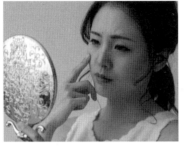

즉, ABCDE 신호를 정확히 체크하면 멜라노마를 조기에 발견하기 쉬워집니다.

멜라노마는 손톱에도 나타난다!

피부암을 예방하는 데 있어 가장 중요한 방법은 강한 자외선을 피하는 것입니다. 햇빛이 강할 때는 자외선 차단제를 꼼꼼히 바르고, 피부 노출이 적은 옷을 입는 등 자외선을 과도하게 받지 않도록 대비하시기 바랍니다.

또한 피부암의 신호는 손톱에서도 나타날 수 있습니다. 사실, 손톱 멜라노마의 초기 증상으로는 손톱에 세로로 검은 선이 생깁니다. 선이 나타난 것만으로는 과도하게 걱정할 필요는 없지만, 그 선이 두꺼워지거나 짙어지는 경우에는 주저하지 말고 피부과에 가서 진료받아야 합니다. 손톱도 이상이 없는지 항상 체크할 필요가 있습니다.

놓칠 수 없다! 피부암을 발견하는 5가지 신호

① 점의 경계
② 비대칭 모양의 점
③ 점의 색상
④ 점의 크기
⑤ 점의 형태 변화

피부암에서 주의해야 할 점은?

눈에 잘 보이는 부위에 생기는 피부암은 다른 암에 비해 비교적 조기 발견이 쉬운 편이지만, 기미나 점, 멍 등과 혼동하기 쉬워 주의가 필요합니다. 피부암의 특징을 모르면 치료 시기를 놓쳐버릴 수도 있습니다. 먼저 자기 몸에 어떤 점이 어디에 있는지 거울을 사용해 확인해보세요. 그리고 그 점이 ABCDE 신호와 비교해봤을 때 위험한지, 아닌지 확인해보세요.

피부암을 예방하기 위한 대책은?

대
책

가장 중요한 예방법은 강한 자외선을 받지 않는 것입니다. 자외선 차단제나 모자, 피부 노출이 적은 옷을 입는 등 자외선 대책을 마련하세요. 또한 자외선 차단제를 사용할 때는 등이나 발바닥과 같이 잊기 쉬운 부위도 꼼꼼히 발라야 합니다. 그런 부위에 피부암이 생기면 확인하기 어려울 수 있기 때문에 전신에 꼼꼼히 바르는 것이 중요합니다. 다만, 인간에게 꼭 필요한 비타민 D는 피부가 자외선을 받을 때 생성되므로 햇빛을 극단적으로 차단할 필요는 없습니다.

일본에서 가장 사망률이 높은 질병 – 폐암에 대한 지식과 예방법은?

 일본에서 가장 사망률이 높은 암은 폐암. 폐암은 다양한 부위로 전이되고 그 속도도 빠른 무서운 병이다.

일본에서 가장 사망률이 높은 암은 무엇일까요? 바로 폐암입니다 (2022년 암 통계). 폐암은 기관지나 폐포의 세포가 암화되면서 발생하며 증식하면 림프절, 뼈, 뇌, 간, 부신 등 다양한 부위로 전이됩니다.

폐암은 발생 부위에 따라 크게 4가지 종류가 있다

폐는 가슴의 좌우에 하나씩 있으며 주기관지가 폐로 들어가는 부분을 폐문부, 그 외의 부분을 폐야부라고 부릅니다. 또한 주기관지는 무수한 가지를 치며 그 끝에는 폐포라고 불리는 작은 주머니가 붙어 있습니다. 폐암은 크게 다음과 같이 4가지 종류로 나눌 수 있습니다.

① 선암 : 폐암 중에서 가장 흔한 형태로 폐야부에 발생하기 쉽습니다.
② 편평상피 세포암 : 흡연 등으로 인해 발생하기 쉽고, 기침이나 가래 증상이 나타납니다. 폐문부와 폐야부 모두에 발생하기 쉽습니다.
③ 대세포암 : 증식 속도가 빠르고 폐야부에 발생하기 쉽습니다.
④ 소세포암 : 흡연이 원인인 경우가 많으며 증식 속도가 빠르고 전이도 잘됩니다. 폐야부, 폐문부 모두에 발생하기 쉽습니다.

이것으로 미루어 보아 폐암의 주요 원인은 주로 흡연 또는 간접흡연입니다. 따라서 폐암 예방에 있어 가장 중요한 방법은 '금연'이며, 흡연자가 있는 곳에 가까이 가지 않는 것이 중요합니다.

남성 흡연에 의한 암 위험은 무려 4.8배

일본 의사협회에 따르면, 담배로 인한 폐암 리스크는 남성이 약 4.8배, 여성이 약 3.9배에 달합니다. 또한 흡연한 햇수나 흡연량이 많을수록 위험이 커진다고 알려져 있습니다.

한편, 비흡연자의 간접흡연에 의한 폐암 리스크는 약 1.3배에 달합니다. 그러나 이 외에도 석면, 비소, 알루미늄 흡입으로도 폐암에 걸릴 위험이 커질 수 있으니 주의가 필요합니다.

일본에서의 폐암 검사는 주로 건강검진 시 받게 되는 엑스레이 검진이 일반적입니다. 여기에 추가로 가래를 채취해 폐암 세포가 있는지 여부를 확인하는 '객담 검사'라는 것도 있습니다. 흡연 습관이 없는 사람의 경우에는 이 중 가슴 엑스레이 검사만으로 충분하다고 생각합니다.

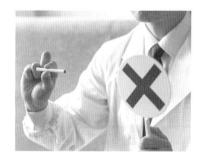

한편, 흡연자, 특히 하루에 한 갑씩 수년 동안 피운 헤비스모커의 경우에는 '저선량 CT 검사'를 추천합니다.

55세 이상을 대상으로 한 임상시험에서

① 저선량 CT 검사를 받은 사람
② 가슴 엑스레이 검사만 받은 사람

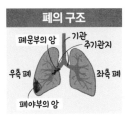

폐의 구조

폐문부의 암 ── 기관
주기관지

우측 폐 ── 좌측 폐

폐야부의 암

폐는 크게 폐문부와 폐야부로 나뉘며, 각각의 부위에서 나타나는 암 증상 또한 다릅니다.

이 양쪽을 비교한 결과 ①의 경우 폐암으로 인한 사망률이 약 20% 감소했다는 결과가 나왔습니다.

도저히 담배를 끊을 수 없는 사람이라면 적어도 이 저선량 CT 검사만이라도 받기를 권장합니다. 참고로 저선량 CT 검사는 '폐암 CT 검사 인증 시설'에서 받을 수 있으니 근처에 관련 시설이 있는지 확인해보시기 바랍니다.

금연이 어려운 사람은 적극적으로 의사를 찾아가자

지금부터 폐암을 예방하는 방법인 '금연'에 대해 이야기하겠습니다. 먼저 '담배를 피운다 = 질병이다'라는 생각을 이해하는 것이 중요합니다. 물론 담배는 긴장을 풀거나 기분 전환을 해준다는 장점이 있지만, 암에 걸릴 위험 외에도 천식에 걸릴 위험, 생활습관병의 악화, 치주염 진행 등 신체에 다양한 악영향을 미치는 습관입니다.

도저히 담배를 끊을 수 없는 사람은 금연 클리닉을 방문해보는 것을 추천합니다. 일정 조건을 충족하면 보험 진료도 가능하며 니코틴 패치, 니코틴 껌 등을 사용한 다양한 치료를 받을 수 있습니다.

놓칠 수 없다! 폐암의 7가지 신호

① 얼굴의 부기.

② 눈꺼풀이 처짐.

③ 혈담이 나옴.

④ 쌕쌕거리는 기침을 함.

⑤ 피부에 혈관이 튀어나와 보임.

⑥ 손이 저림.

⑦ 손가락이 굵어짐.

폐암에 효과적인 치료법은?

폐암 치료는 환자가 어느 단계에 있는지에 따라 달라집니다. 크게 1단계에서 4단계로 나뉘며, 숫자가 클수록 암이 진행된 상태를 말합니다. 치료는 단계에 따라 수술, 방사선 치료, 약물 치료 등이 실시됩니다. 폐암 수술은 주로 폐엽 절제술이 일반적이지만, 초기 암의 경우 폐 기능을 보존하기 위해 구역 절제술을 시행하는 경우가 많으므로 조기 발견이 매우 중요합니다.

폐암 예방을 위한 대책은?

대책

흡연자라면 가장 중요한 것은 금연하는 것입니다. 혼자서만 노력하지 말고 의사 등 주변의 지원을 적극적으로 받는 것이 좋습니다. 또한 가열식 담배에 대해서는 일반 담배에 비해 콜레스테롤 수치가 개선되었다는 데이터가 있습니다. 전자담배에 대해서는 아직 안전성이 확인되지 않았습니다. 한편 비흡연자는 가능한 한 담배를 피우는 사람과 공간을 공유하지 않는 것이 최고의 예방책입니다.

자각 증상이 없고 전이도 빠르다
- 위암에 대한 지식과 예방법은?

 **위암 환자 수는 전체 암 중 2위, 사망률은 3위인 매우 무서운 질병.
이에 대한 대책은?**

아무런 전조 없이 갑자기 피를 토하고 응급 이송되고 긴급하게 위내시경 검사를 받은 결과 진행 중인 위암이 발견되었습니다. 이는 응급 현장에서 종종 목격되는 광경입니다. 암 중에서도 위암은 사망률 제3위로 매우 무서운 암이어서 가능한 한 예방과 조기 발견에 신경을 써야 합니다.

여러분도 아시다시피 위는 음식물을 서서히 소화시켜 장으로 보내는 역할을 합니다. 위벽은 의외로 두꺼우며 안쪽부터 점막층, 점막하층, 고유근층, 장막하층, 장막층이라는 5층 구조로 되어 있습니다. 위암은 처음에는 점막 세포에서 발생하게 되는데, 암이 진행될수록 다른 층으로 전이됩니다. 그리고 암이 바깥쪽 장막층에 도달할 때쯤이면 대장, 간, 췌장 등에도 전이됩니다.

자각 증상이 없고 전이 속도가 빠른 무서운 위암

위암에는 몇 가지 종류가 있으며, 위벽을 경화시키면서 확산되는 암의 경우 진행이 매우 빠르고 치료가 어렵습니다. 이 위암은 어깨나 피부 등, 위암이 원인이라고는 상상조차 하지 못할 부위에서 우리에게 SOS를 보냅니다.

위암은 초기에는 자각 증상이 없어 정말 성가신 암입니다. 건강검진을 받을 때는 특별한 이상이 없었지만, 내시경 검사에서 우연히 발견된 사례도 적지 않습니다.

그렇다면 위암의 원인은 무엇일까요? 바로 대부분의 경우 '헬리코박터 파일로리균'이 원인이라는 것이 밝혀졌습니다. 나사 모양을 한 이 헬리코박터균은 위산을 중화하는 특수한 능력이 있어서 위 안에서 오랫동안 생존할 수 있는 특이한 균입니다.

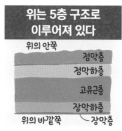

위는 5개의 층으로 이루어져 있으며 암은 안쪽에서부터 침투합니다.

60대 이상의 경우 2명 중 1명이 헬리코박터균에 감염

헬리코박터균은 위암을 유발하는 'CagA'라는 단백질을 위벽에 주입하는 성가신 성질을 지니고 있습니다. 이렇게 해서 헬리코박터균은 오랫동안 위를 손상시키고, 그 염증이 위암을 일으키는 것입니다. 헬리코박터균은 위생 환경이 좋지 않은 우물물 등에 서식하며, 주로 섭취를 통해 감염된다고 알려져 있습니다. 최근에는 젊은 층에서는 감염자 수가 줄고 있지만, 40대의 경우 5명 중 1명, 60대 이상의 경우 2명 중 1명이 감염된 것으로 알려져 나이가 들수록 헬리코박터균 감염 위험이 증가함을 알 수 있습니다.

하지만 헬리코박터균 검사는 생각보다 간단합니다. 집에서 할 수 있는 소변 검사 자가키트나 병원에서 혈액검사로 쉽게 확인할 수 있습니다. '헬리코박터균이 위암의 위험을 높인다'라는 증거도 발표되었으니 일단 검사를 받아보는 것이 좋습니다. 헬리코박터균이 발견된 경우 위암 발생 위험을 낮추는 '제균(除菌) 요법'이라는 선택지가 있습니다. 이것은 3종류의 약을 약 8주간 복용함으로써 균을 없애는 방법입니다. 하지만 제균이 완료되었더라도 안심해서는 안 됩니다. 이미 헬리코박터균이 위를 손상시켰을 가능성이 있기 때문입니다.

검사와 초기 증상 파악을 동시에

위의 상태를 확인하는 방법으로는 바륨 검사와 내시경 검사가 있습니다. 각각 장단점이 있으니 가능하면 2가지 검사를 정기적으로 번갈아 받는 것을 추천합니다. 또한 염분이 많은 음식을 과다하게 섭취하면 위암에 걸릴 위험을 높일 수 있다는 설이 있습니다. 특히 고혈압 환자에게 염분 조절은 일석이조의 대책이니 꼭 실천해보시기 바랍니다.

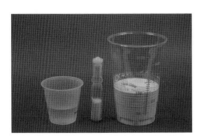

위암은 검사나 초기 단계에서 발견하는 것이 중요합니다. 특이한 초기 증상을 파악하고 검사와 병행하는 이중 전략으로 철저한 대책을 세웁시다.

놓칠 수 없다! 위암의 5가지 신호

① 피부의 사마귀
② 왼쪽 어깨의 혹
③ 명치의 통증
④ 쉽게 배부름
⑤ 검은 변

바륨 검사와 내시경 검사

바륨 검사는 엑스레이 검사의 일종으로 바륨을 마시고 전용 검사대 위에서 몸을 회전시켜 다양한 각도에서 촬영합니다. 내시경 검사는 위 카메라라고도 불리며, 국소마취 후 카메라를 위 속에 넣어 직접 관찰하는 검사입니다. 전자는 위 전체를 관찰할 수 있는 점에서, 후자는 조기 위암 발견에 적합하다고 일컬어지고 있습니다. 어느 1가지를 선택하기보다는 2가지 검사를 정기적으로 번갈아 받는 것을 추천합니다.

위암 대책에서 가장 중요한 것은?

대책

먼저 불규칙한 생활을 바로잡고 건강한 생활을 유지하는 것이 절대조건입니다. 그런 다음 헬리코박터균 검사나 초기 증상 체크 등 사전 대책을 세워야 합니다. 또한 내시경 검사와 바륨 검사를 정기적으로 받는 것도 중요합니다. 이러한 이중 전략으로 자각 증상이 드문 위암을 조기에 발견할 수 있습니다. 식사에 관해서는 염분을 과다하게 섭취하지 않도록 주의하고, 채소와 과일을 많이 섭취하시기 바랍니다. 또한 과식과 편식하는 습관도 바로잡는 것이 중요합니다.

생존률이 매우 낮은 암을 조기에 발견하자
- 췌장암에 대한 지식과 예방법은?

 '침묵의 장기'라고 불리는 췌장. 생존율이 가장 낮은 암으로 알려져 있다. 조기 발견을 위해서는 무엇을 해야 할까?

암 중에서도 생존율이 가장 낮은 암이 무엇인지 알고 있나요? 바로 췌장암입니다. 암 선고받은 후 5년 동안 생존율이 겨우 9.8%에 불과합니다. 효과적인 조기 발견 방법도 아직 밝혀지지 않았고, 미국의 암 검진에서도 췌장암 검진은 '받지 않는 것이 좋다'라는 의미인 D등급으로 분류되어 있습니다.

'침묵의 장기'라고 불리며 생존율이 낮은 이유

왜 췌장암에 걸리면 생존율이 낮은 것일까요? 그 원인은 증상이 잘 나타나지 않고, 만약 증상이 나타났을 때는 이미 손쓸 수 없을 정도로 진행된 경우가 많기 때문입니다. 이 때문에 췌장은 '침묵의 장기'라고 불립니다.

췌장은 약 20cm 정도 크기의 올챙이 모양 장기입니다. 위 뒤쪽에 있으며 음식을 소화시키는 췌액을 만들고, 혈당을 낮추는 인슐린이라는 호르몬을 생산하는 등 중요한 역할을 합니다.

췌액은 약알칼리성의 투명한 액체이며 위액으로 산성화된 음식물을 중화시켜 줍니다. 또한 영양소를 분해하는 등 우리 몸에 없어서는 안 될 중요한 액체입니다.

한편 인슐린은 혈액 속의 당분을 조절하는 역할을 하며 췌장 안의 '랑게르한스 섬(Langerhans Islet)'이라는 곳에서 생산됩니다. 랑게르한스 섬에서는 지방을 포도당으로 변환하거나 간의 글리코겐을 포도당으로 변환하는 글루카곤이라는 호르몬도 만들어집니다.

이 중요한 췌장에 암이 생기면 인슐린 분비량이 줄어들어 혈당 조절이 어려워집니다. 또한 당뇨병과 밀접한 관련이 있는데, 당뇨병 환자는 일반인보다 췌장암에 걸릴 확률이 2배 높다는 논문도 존재합니다.

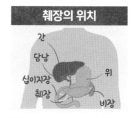

췌장은 위 뒤쪽에 있습니다. 이 위치가 초기 증상과 관련이 있습니다.

HbA1c 수치가 갑자기 상승했다면 주의!

규칙적인 생활을 해왔음에도 불구하고 건강검진에서 갑자기 HbA1c 수치가 나빠졌다면 췌장암을 의심해볼 필요가 있습니다. 초기에는 증상이 잘 나타나지 않는다고는 해도 갑작스러운 복통이나 등 통증(→152페이지), 또는 전신이 노랗게 변하는 황달(→132페이지) 등 몇 가지 특징적인 증상이 나타나는 경우가 있습니다.

이러한 초기 증상에 관한 지식은 꼭 기억해두어야 합니다.

췌장암의 조기 발견에 관해서는 히로시마현 오노미치시가 진행하고 있는 '췌장암 프로젝트'에서 췌장암에 대한 연구가 진행되고 있습니다. 구체적으로는 다음과 같습니다.

① 작은 병원에서 복부 초음파 검사를 통해 췌장암이 의심되는 환자를 대형 병원으로 소개합니다.

② 대형 병원에서는 위내시경을 사용해 췌장 조직을 채취하고 세포 검사를 실시합니다.

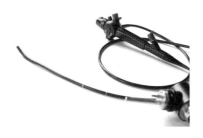

이 선진적인 시도로 인해 3.1%였던 5년간 생존율이 20%로 뛰어올랐다고 하니 놀라울 따름입니다. 현재는 췌장암에 걸리면 손쓸 수 없는 지경에 이르는 경우가 많지만, 가까운 미래에는 조기 발견이 확실히 이루어지는 날이 올지도 모릅니다.

과도한 음주와 흡연은 췌장암의 위험 요소

췌장암의 위험 요소로는 다음과 같은 것들이 있습니다.

• 비만
• 당뇨병
• 흡연
• 과도한 음주

따라서 해야 할 일은 비교적 명확합니다. 일상생활 중 적당한 운동을 지속하고 흡연을 중단하며 술을 줄여야 합니다. 또한 당뇨병과 밀접한 관련이 있으므로 당뇨병 초기 증상에 대해서도 충분히 알아 둘 필요가 있습니다. 비교적 낯선 암일 수 있지만, 철저히 대책을 세우는 것이 중요합니다.

놓칠 수 없다! 췌장암의 3가지 신호

① 황달
② 복부나 등의 통증
③ 특별한 이유가 없는 급격한 혈당 상승

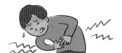

췌장암 치료는 어떻게 이루어질까?

췌장암의 치료는 수술, 화학 요법, 화학 방사선 요법 등으로 나눌 수 있습니다. 치료는 병의 기수(스테이지)에 따라 달라지며, 수술의 경우 0~4기의 5단계 중 0~1기에서는 절제할 수 있지만, 3~4기에서는 일반적으로는 불가능하다고 여겨지고 있습니다. 절제가 불가능한 경우에는 항암 치료와 같은 화학 요법, 화학 요법과 방사선 요법을 병행하는 화학 방사선 요법 등이 이루어집니다.

췌장암 예방을 위한 대책은?

대책

규칙적인 생활을 유지해야 합니다. 흡연과 과도한 음주는 피하고, 대사증후군 진단을 받은 사람은 다이어트를 해야 합니다. 또한 췌장암 대책은 당뇨병 대책과 겹치는 부분이 많아 생활습관병 예방이 매우 효과적입니다. 매일 규칙적인 생활을 하고 적당한 운동을 하며, 비만을 없애는 데 신경을 써야 합니다. 식사는 견과류와 채소 중심으로 하고, 붉은 육류 섭취를 줄이며, 생선을 많이 먹는 지중해식 식단을 추천합니다.

발병률이 증가하고 있는 심각한 질병
- 대장암에 대한 지식과 예방법은?

 최근 대장암 발병률이 증가하고 있다. 사망자 수도 많으며 발견이 늦어지면 생명에 치명적인 영향을 미치는 심각한 병이다!

사망자수 여성 1위, 남성 2위인 흉악성

현재 암 중에서 가장 많은 사람에게 발병하는 암은 대장암입니다. 사망자 수 역시 여성의 경우 1위, 남성의 경우는 2위, 전체적으로는 2위로, 결코 무시할 수 없는 무서운 병입니다. 대장암이 증가하는 이유는 일본인의 식생활이 서구화된 것이 원인으로 지적되고 있습니다.

대장은 음식물이 지나가는 길인 위, 십이지장, 소장을 통과한 끝에 있는 기관입니다. 대변은 상행결장, 횡행결장, 하행결장, S자 결장, 직장이라는 순서로 통과한 다음 항문을 통해 몸 밖으로 배출됩니다. 이 중 어느 한 곳에 암이 생기면 대장암이라고 부릅니다.

대장은 1.5~2미터에 달하는 긴 장기기관으로 우측 하복부에서 시작해 복부를 크게 한 바퀴 돌아 항문으로 연결됩니다. 대장 바로 앞에 있는 소장은 영양분과 수분을 흡수하는 역할을 하지만, 대장은 대변을 만들고 그것이 지나가는 통로 역할을 합니다. 영양분과 수분이 흡수된 찌꺼기 성분에서 남은 영양분과 수분을 흡수하고 최후에 남은 변을 적절히 단단하게 바꾸어 몸 밖으로 배출하는 것입니다. 대장에서 충분히 수분을 흡수하지 못하면 설사가 됩니다. 반대로 대장의 움직임이 느려 변이 잘 지나가지 않으면 점점 단단해져 변비가 생깁니다.

대변 잠혈 검사는 사망률을 20% 낮춘다!

암에 관해 말하자면 소장보다 대장에 훨씬 더 많이 암이 발생합니다. 그 이유는 확실하지 않지만, 소장은 음식물의 자극물이 머무는 시간이 짧은 반면, 대장은 오랫동안 변을 저장하는 장기이기 때문이라는 설이 있습니다.

또한 대장암의 70%가 항문에 가까운 S자 결장과 직장에서 발생하기 쉽다고 합니다. 이것도 원인은 확실하지 않지만 변이 머무는 시간이 길고, 더 명확한 형태로 존재하는 변이 자극이 되어 암이 발생할 수 있다고 여겨지고 있습니다.

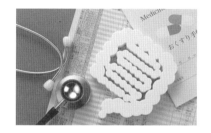

그렇다면 대장암의 검진과 치료는 어떻게 이루어지고 있을까요? 먼저, 암 검진에 관해서는 건강검진 시 받게 되는 대변 잠혈 검사가 효과적입니다. 대변 잠혈 검사는 대장암 사망률을 무려 20%나 낮춘다는 결과도 있습니다. 미국 질병예방특별위원회(USPSTF)에서도 50세 이상을 대상으로 강력 추천한다는 의미인 등급 A로 지정된 검사입니다. 이 대변 잠혈 검사에서 양성 판정을 받으면 대장내시경을 통한 정밀 검사를 실시하게 됩니다.

대장내시경은 정식 명칭으로 '하부 소화관 내시경 검사'라고 부릅니다. 이는 설사약을 사용해 대장을 비운 후 항문을 통해 카메라를 삽입해 종양이 있는지 확인하는 검사입니다. 의심스러운 부분이 있으면 조직을 채취해 양성인지, 악성인지 확인합니다.

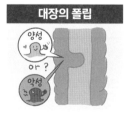

대장의 폴립

폴립은 양성인 것과 악성인 것이 있으며 후자는 암의 원인이 됩니다.

적색육은 대장암 위험을 높이는 요인

대장암 예방에 관해 특히 다음과 같은 요소들이 위험성을 높이므로 주의해야 합니다.

- 흡연
- 비만
- 운동 부족
- 음주

또한 식사와 관련해서는 적색육(붉은 고기)을 많이 섭취할수록 대장암의 위험이 커진다는 데이터가 있습니다. 붉은 고기를 아예 먹지 않는 것은 현실적으로 어렵기 때문에 너무 많이 먹는 사람들은 섭취 빈도를 줄이거나 일부를 닭고기와 같은 백색육 등으로 대체하는 것이 좋습니다.

놓칠 수 없다! 대장암의 4가지 신호

① 어지러움, 기립성 저혈압

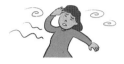

② 체중 감소
③ 장기간의 변비 및 복통
④ 혈변

대장암이 진행되면 어떻게 될까?

치료에 관해서는, 대장암이 비교적 얕은 곳에 머물러 있다면 매우 행운이며, 내시경으로 암을 절제할 수 있습니다. 한편, 암이 근육층까지 진행되었거나 림프절에 전이가 되었을 경우에는 개복 수술 또는 복부에 작은 구멍을 내는 복강경 수술을 실시할 수 있습니다. 수술 후에는 항문을 그대로 사용할 수 있는 경우도 있지만, 인공 항문을 만들어야 하는 경우도 있습니다.

검사는 얼마나 자주 받아야 할까?

대장암 예방에 있어 가장 좋은 방법은 정기적으로 검사를 받는 것입니다. 2016년 국민생활기초조사에 따르면, 대변 잠혈 검사는 수검률이 약 40%에 불과합니다. 하지만 50세 이상이라면 반드시 받아야 하는 검사입니다. 한편, 대장내시경 검사 주기는 개인마다 다르지만, 10년 이내에 한 번을 권장하고 있습니다. 즉, 매년 대변 잠혈 검사를 받고 양성일 경우 대장내시경 검사를 받아야 하며, 음성일 경우에도 10년 이내에 한 번은 받는 것이 좋습니다.

추천하고 정기적으로 받아야 하는 검사 받아도 되는 암 검진, 받지 않는 것이 좋은 암 검진. 그 차이점은?

암 검진은 가능하면 정기적으로 받아야 한다.
하지만 암 검진에는 추천할 만한 것과 그렇지 않은 것이 있다.

암을 조기에 발견하는 데 필수적인 것이 바로 '암 검진'입니다. 각 지방자치단체에서 주관하는 저렴한 비용으로 받을 수 있는 검진도 많으므로 실제로 어떤 검사가 있는지 알아 둘 필요가 있습니다. 추천할 만한 암 검진을 소개해보도록 하겠습니다.

① 위암 검진 : 위암을 예방하기 위한 헬리코박터 파일로리균 검사로 유명합니다. 다만, 헬리코박터균을 제거했다고 해서 위암에 걸리지 않는 것은 아니기 때문에 바륨 검사나 내시경 검사를 정기적으로 받는 것이 좋습니다.
② 대장암 검진 : 혈변의 유무를 확인하는 대변 잠혈 검사와 대장내시경을 통한 검사 2가지가 있습니다.
③ 유방암 검진 : 맘모그래피. 통증이 수반되지만 매우 추천할 만한 검사입니다.
④ 폐암 검진 : 흉부 X선 검사와 저선량 CT 검사가 있습니다. 흡연자에게는 저선량 CT 검사를 추천합니다.

그 외에도 다양한 검사가 있지만, 여기서 주의할 점은 '필요한 검진을 받을 것', 그리고 '연령에 따라 받아야 할 검사가 달라진다'라는 것입니다. 이는 검사에서 위양성(종양표지자 양성이 아닌데 양성으로 나오는 것)이 나올 수 있으며, 그 경우 정밀 검사가 필요하기 때문입니다. 하지만 정밀 검사의 경우 조직을 채취하는 등 신체에 큰 부담을 주는 것도 있어 불필요한 검사를 받는 것은 오히려 부작용이 클 수 있으니 주의해야 합니다.

또한 최근 정밀 종합검진에서는 혈액검사로 암의 유무를 찾는 '종양 마커' 검사가 일반적이지만, 이는 '특정 종양 마커 수치가 높다 = 특정 암이 존재한다'라는 의미는 아니라는 점을 알아두어야 합니다. 실제로 검사에서 양성 판정을 받고, 정밀 검사를 했더니 아무런 문제가 없었던 경우도 적지 않습니다. 역시 암 검진은 주치의와 상의하면서 적절한 검사를 받는 것이 중요합니다.

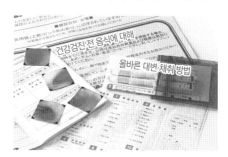

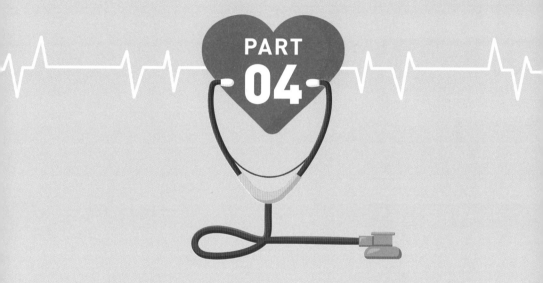

PART

04

오래 건강하게 살고 싶다면
치매 등 질병에 대해
알아두자

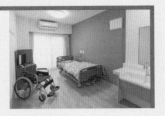

아직 더 있다! 심각해지기 전에 확인하고 싶은 기타 위험한 신호들

노후에 남성은 8년, 여성은 12년간 건강하지 못한 생활을 하게 된다. 좀 더 오래 건강하게 살 방법은?

건강 수명을 늘리기 위해서는 조기 대책이 필수

후생노동성의 데이터에 따르면, 일본인의 2019년 평균 수명은 남성이 81.41세, 여성이 87.45세로 나타났습니다. 이는 세계적으로 봤을 때도 남녀 모두 1위 또는 2위를 다투는 높은 수준입니다.

한편, 건강상의 문제가 없어서 일상생활에 제약 없이 살 수 있는 기간을 말하는 '건강 수명'은 남성이 72.68세, 여성이 75.38세로, 남성은 8.73년, 여성은 12.07년 동안 어떠한 건강상의 문제를 안고 살아가게 됩니다.

고령자에게 자주 나타나는 질환으로는 뇌혈관 질환, 심장 질환, 암 등이 있지만, 이번 파트에서 주목하고 싶은 것은 치매입니다.

2013년의 추정에 따르면 65세 이상의 치매 환자는 약 16%에 이르며, 2025년이 되면 5명 중 1명이 치매에 걸릴 것이라는 예측이 있습니다(후생노동과학연구비 보조금 특별연구사업 보고서).

치매는 본인도 알지 못하는 사이에 서서히 진행되며, 중증이 되면 사람을 알아보지 못하거나 말을 이해하지 못하는 등 일상생활에 큰 지장을 초래합니다. 사실 치매는 진행되기 전 단계에서는 되돌릴 가능성이 있으며, 작은 징후를 포착하고 대응하면 피할 수 있습니다. 이처럼 건강 수명을 늘리기 위해서 우선순위가 높은 것이 바로 치매 예방입니다.

또한 치매 이외에도 미래를 대비해 젊을 때부터 건강한 몸을 만들 필요가 있습니다. 이 파트에서는 치매와 관련된 신호, 다리의 상태나 소변으로 알 수 있는 신체 이상 등 다양한 징후를 소개할 예정입니다. 인생을 오랫동안 건강하게 살고 싶은 사람이라면 이 지식은 꼭 필요합니다.

아직 젊다고 노후의 건강 대책을 미루지 말고 꼭 40대, 50대부터 시작하시기 바랍니다.

그 밖의 위험한 신호 1

인지 기능이 저하되면 계산 능력이 떨어진다
- 지갑에 동전이 가득하다

아버지의 지갑을 보니 동전으로 꽉 차 있었습니다. 이처럼 치매 전 단계에서 자주 나타나는 것이 돈과 관련된 증상입니다. 인간은 인지 기능이 저하되면 계산 능력이 떨어지기 시작합니다.

돈 계산이 어려워지고 쇼핑이 힘들어진다

예를 들어 쇼핑할 때 금액을 알려줘도 100엔 동전이 몇 개이고, 10엔 동전이 몇 개인지 바로 계산이 되지 않아 매번 지폐로만 지불하고 결국 동전이 점점 늘어나게 됩니다.

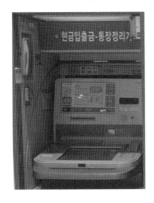

이러한 상황은 정상인 사람도 유사 체험할 수 있습니다. 예를 들어 해외여행을 갔을 때를 떠올려 봅시다. 현지 물가가 잘 파악되지 않아 동전을 사용하지 않고, 매번 큰 금액의 지폐로만 낸 경험이 있지 않나요? 돌아오는 비행기 안에서 지갑을 열어 봤더니 동전으로 가득 차 있었습니다. 이런 유사한 일이 치매 환자의 뇌에서는 매일 일어납니다.

그 밖에도 인지 기능이 저하되면 ATM 사용이 어려워질 수 있습니다. 입금도, 출금도 제대로 하지 못해 나중에 문제가 생기는 경우도 드물지 않습니다.

인지 기능 저하로 발생하는 '도둑맞았다'라는 망상

또한 실제로는 일어나지 않았는데도 '돈을 도둑맞았다'라고 착각해 큰 소동을 벌이는 경우도 자주 볼 수 있습니다. 이것을 '도둑 망상'이라고 부르며, 인지 기능 저하로 인해 발생하는 현상으로, 주변 사람들과 갈등을 초래할 수 있는 심각한 증상입니다.

그렇다면 돈과 관련된 인지 기능이 저하된 사람에게는 어떻게 반응해야 좋을까요? 치매를 의심하며 추궁하는 것은 금물입니다. 예를 들어 '지갑을 보여 달라'고 하면 경계할 수 있습니다. 이럴 때는 '100엔만 빌려달라'는 식으로 자연스럽게 지갑을 살펴보는 것이 현명합니다.

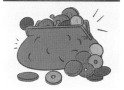

지갑에 동전이 가득하다

매번 지폐로 계산하기 때문에 동전이 점점 늘어납니다.

치매에 대한 지식과 예방법 ▶ 210페이지

 신호 알아차리기! 아주 중요한 포인트

치매 전 단계에서 자주 나타나는 증상은 돈과 관련된 증상이며, 이것이 진행되면 일상생활에 지장을 주기 때문에 주의가 필요합니다.

그 밖의 위험한 신호 2

어디에 있는지 알지 못하게 되는 지남력 장애
- 길을 잃는다

치매 전 단계에서는 길을 잃는 상황이 자주 발생합니다. 인지 기능이 저하되면 자신이 '언제', '어디에', '누구와' 있는지 알 수 없게 되는 경우가 있습니다.

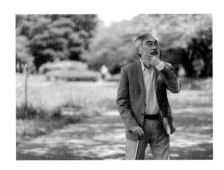

이러한 현상을 의학용어로 '지남력 장애'라고 부르는데, 예를 들어 '오늘이 몇 월 며칠이었지?', '여기가 어디지?', '당신은 누구?'와 같은 기억 상실 상태에 빠지는 것입니다.

자신이 어디에 있는지 알지 못하는 공포

물론 치매가 발병하기 전에는 이렇게 명확한 증상이 나타나는 경우는 드물지만, 이 지남력 장애는 비교적 이른 단계에서 나타납니다. 그로 인해 길을 잃기 쉬운 증상이 가장 먼저 나타나는 것입니다.

당연히 자신의 위치를 파악하는 능력이 떨어지기 때문에 산책이나 쇼핑 같은 일상 활동에 지장이 생깁니다. 특히 '늘 다니던 길인데 갑자기 돌아가는 길을 알 수 없게 되었다'라는 경우에는 주의가 필요합니다. 최악의 경우 예상하지 못한 먼 곳까지 가게 되어 경찰의 도움을 받아야 하는 상황도 자주 발생합니다.

길을 자주 잃을 경우 효과적인 대책은?

가족이 치매일 경우 대책으로 GPS 장치를 휴대하게 하는 방법이 있습니다. 물론 본인이 싫어할 수 있지만, 생명의 위험을 고려하면 다소 무리해서라도 지니게 하는 편이 좋습니다. 또한 스마트폰을 가지고 있으면 길을 잃었을 때 바로 연락할 수 있어 안심이 됩니다.

만약 자신에게 치매 경향이 있다고 생각된다면 반드시 이러한 연락 수단을 준비해두는 것이 좋습니다. 그리고 가족이 길을 잃더라도 절대 화내지 말고 스트레스를 받지 않도록 상냥하게 대하도록 합시다.

길을 쉽게 헤매게 된다

치매가 진행되면 항상 다니던 길도 방향을 잃게 됩니다.

치매에 대한 지식과 예방법
▶ 210페이지

❗ 신호 알아차리기! 아주 중요한 포인트

길을 잃는 것은 지남력 장애라고 하며, 치매 전 단계에서도 자주 나타납니다. 이 증상이 자주 나타나면 각별한 주의가 필요합니다.

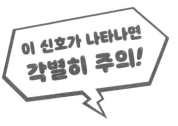

그 밖의 위험한 신호 3
건망증은 치매의 전 단계 - 약속을 잊는다

약속을 잊는 것 역시 치매의 신호 중 하나입니다. '그런 것은 누구에게나 있을 수 있는 일'이라고 생각하는 사람도 많을 것입니다. 하지만 치매 전 단계에서는 '약속 자체를 잊어버리는 경우'가 있습니다. 정상적인 상태라면 약속 시간은 잊었더라도 약속 자체는 기억하고, 나중에 떠올릴 수 있습니다.

치매는 약속한 것 자체를 잊어버린다

하지만 치매 전 단계에서는 약속 자체가 완전히 기억에서 사라져 지적받아도 떠올리지 못합니다. 이 현상은 의학용어로 '최근 기억 장애'

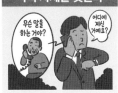

약속 자체를 잊는다

무슨 말을 하는 거야?

어디에 계신 거예요?

시간을 잊는 것이 아니라 약속 자체를 잊어버리기 때문에 대화의 초점이 어긋납니다.

라고 불립니다. 즉, 최근에 기억한 내용이나 경험이 머릿속에서 완전히 사라지는 것입니다. 즉 이러한 상황이 되면 자신이 했던 말을 완전히 잊어버리게 됩니다.

이런 최근 기억 장애가 여러 번 반복되면 본인도 점점 불안해지기 시작하며 "아, 그 이야기 말이지", "그런 일이 있었지"라며 상황을 모면하려고 행동하게 됩니다. 혹은 근래의 기억이 완전히 사라져버리기 때문에 이미 식사했는데도 "점심은 몇 시에 먹을까?"라고 가족에게 여러 번 묻거나 같은 이야기를 반복해서 말하는 일이 잦아지게 됩니다.

건망증이 자주 발생하는 것은 최근 기억 장애의 증거

물론 인간의 뇌는 조금씩 쇠퇴하기 때문에 어느 정도 범위라면 자연스러운 노화 현상으로 여길 수 있습니다. 하지만 분명히 같은 이야기를 반복하는 횟수가 늘어난 경우라면 최근 기억 장애가 진행 중일 가능성이 있습니다.

단순한 건망증에 충격을 받을 필요는 없지만, 본인이나 가족에게 이런 증상이 자주 나타난다면 주의해야 합니다.

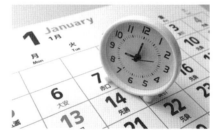

치매에 대한 지식과 예방법   ▶ 210페이지

 신호 알아차리기! 아주 중요한 포인트

만나기로 한 약속 등 최근의 기억이 완전히 사라지는 것은 최근 기억 장애라고 하며, 치매 전 단계 증상입니다.

몸 상태로 나타나는 그 밖의 위험한 신호 4

후각의 저하로 알 수 있는 것은?
- 썩은 냄새를 신경 쓰지 않게 된다

냉장고 점검이 가족의 치매 조짐을 알아차리는 계기가 될 수 있습니다. 예를 들어 냉장고 안에 필요 이상으로 같은 물건이 나열되어 있거나 물건이 난잡하게 어질러져 있는 경우는 치매 초기 증상일 수 있습니다.

또한 냉장고 안의 냄새도 매우 중요합니다. 사실 인지 기능이 저하되

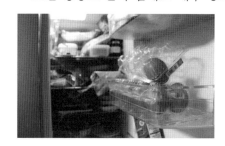

면 냉장고 안에서 냄새가 날 수 있습니다. 치매가 시작되면 오감의 예민함이 점차 줄어드는데, 그중에서도 특히 떨어지기 쉬운 감각이 후각입니다.

치매에 걸리면 냉장고 안이 어수선해진다

사람은 냄새를 맡으면 코에 있는 센서가 작동해 뇌의 '후내피질'이라는 부분에 정보가 전달됩니다. 이 후내피질이 존재하는 곳이 치매와 관련되어 자주 언급되는 '해마'의 주변입니다. 치매가 진행되면 해마의 기억력 기능이 저하되는데, 해마보다도 먼저 후내피질이 손상을 입는

경우가 많습니다. 즉 기억력 저하보다 후각 이상이 먼저 나타나는 것입니다.

냄새가 신경 쓰이지 않게 되면 치매 전 단계일 가능성

냄새를 잘 느끼지 못하게 되면 음식이 썩은 냄새조차 신경 쓰이지 않게 될 수 있습니다. 자녀가 오랜만에 고향에 돌아와서 썩은 음식물로 가득 찬 냉장고를 열어 보고, 처음으로 이상을 알아차리게 되는 경우도 드물지 않습니다.

또한 TV 프로그램 등에서 쓰레기로 가득 찬 노인의 방을 종종 볼 수 있는데, 이것도 치매가 원인인 경우가 있습니다. 다만 이 정도로 명확한 상태가 되면 이미 치매가 상당히 진행되었을 가능성이 크기 때문에 조기에 대책이 필요합니다.

후내피질과 해마

후내피질   해마

후내피질은 해마 근처에 있으며 해마보다 먼저 손상을 입습니다.

치매에 대한 지식과 예방법   ▶ 210페이지

(!) 신호 알아차리기! 아주 중요한 포인트

냉장고 안이 난잡하게 어질러져 있다면 치매일 가능성을 의심해봐야 합니다. 특히 냄새가 나는 경우는 초기 증상이므로 주의하세요.

몸 상태로 나타나는 그 밖의 위험한 신호 5

미각에도 영향을 미치는 치매
- 요리의 맛이 떨어진다

'최근에 음식의 맛이 달라졌다', '맛이 없어졌다' 이러한 신호는 치매 전 단계일 수도 있어서 주의가 필요합니다.

맛이 떨어지면 치매 전 단계일 가능성

인지 기능이 저하될 때 나타나는 증상은 의학적으로 크게 2가지로 나뉩니다. 바로 '중핵 증상'과 '주변 증상'입니다. 중핵 증상은 뇌세포 쇠퇴 자체로 인해 발생하는 증상이고, 주변 증상은 중핵 증상으로 인해 생활의 균형이 무너져 발생하는 증상입니다. 주변 증상은 어느 정도 치매가 진행된 이후에 나타납니다.

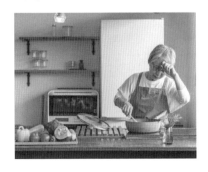

반면, MCI(경도 인지 장애)라고 불리는 치매 전 단계에서는 중핵 증상이 주로 나타납니다. 그리고 중핵 증상 중 하나가 바로 '음식의 맛이 떨어지는 것'입니다. 이 현상은 의학용어로 '수행 기능장애'라고 불리며, 일을 순서대로 처리하거나 동시에 2가지 일을 병행하는 것이 어려워지는 상태를 말합니다.

여러 가지 일을 동시에 진행하는 것이 어려워진다

요리는 복잡한 작업입니다. 예를 들어, 물을 끓이는 동안 채소를 자르는 것처럼 여러 가지 작업을 동시에 진행해야 합니다. 인지 기능이 저하된 사람에게 이러한 작업은 상당히 버겁습니다. 순서를 잘못 기억하고 조미료를 깜박해서 넣지 않거나 중간에 요리법을 잊어버리는 경우가 생깁니다. 그 결과, 맛이 이상해집니다.

이는 요리를 하는 당사자에게 큰 충격이며 받아들이기 힘든 상황입니다. 만약 가족에게 이러한 조짐이 있다면, 외식 횟수를 자연스럽게 늘리거나 냉동실에 냉동식품을 준비해두는 편이 좋을지도 모릅니다.

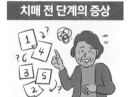

치매 전 단계의 증상

일을 순서대로 처리하는 것이 어려워져 혼란이 생깁니다.

치매에 대한 지식과 예방법 ▶ 210페이지

 신호 알아차리기! 아주 중요한 포인트

음식의 맛이 변하거나 떨어지면 주의해야 합니다. 치매 직전인 MCI 상태일 수 있으므로 대책을 마련해야 합니다.

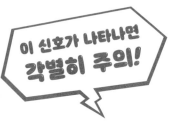

그 밖의 위험한 신호 6

원인불명의 통증을 방치하지 않는다
- 다리 통증

다리 동맥경화는 무서운 질병입니다. 말기로 진행되면 다리 절단을 피할 수 없는 예도 있습니다. 의학용어로는 ASO(폐색성동맥경화증 → 214페이지)라고 불리며, 그 증상은 폰테인 분류에 의해 4단계로 나누어집니다. 각 단계를 살펴보도록 합시다.

원인불명의 다리 통증은 동맥경화일 가능성이 크다

먼저 4단계입니다. 이는 이미 다리 동맥경화가 진행되어 혈액이 원활하게 공급되지 않아 다리가 썩거나 헐어버리는 일이 발생하는 상태를 말합니다. 전문용어로 '궤양'이나 '괴사'가 여기에 해당합니다. 이 단계에서는 발가락 끝이 검게 변색되어 '미이라화'라고도 불립니다.

3단계에서는 누워 있어도, 앉아 있어도 어떠한 자세를 취해도 다리가 아픈 상태입니다. 의학용어로는 '안정 시 통증'이라고 하며, 안정된 상태에서도 통증이 가라앉지 않아 괴롭습니다. 이는 동맥경화로 인해 다리로 흐르는 혈액이 줄어들고, 산소가 충분히 공급되지 않아 비명을 지르고 있는 상태라고도 할 수 있습니다. 이 상태가 계속되면 결국 4단계로 진행되기 때문에 충분한 주의가 필요합니다.

걷는 중에 이상한 통증이 느껴지면 각별히 주의해야 한다

한편 2단계는 걷거나 달릴 때 다리가 아픈 상태를 말합니다. 3단계만큼 동맥경화가 진행되지는 않았고 안정을 취할 때는 괜찮지만, 운동할 때는 근육이 더 많은 산소가 필요하므로 통증이 발생하게 됩니다. 근육통과 혼동하기 쉬운데 동맥경화의 경우 걸으면 아프고, 쉬면 나아지는 상태를 반복하기 때문에 이러한 증상이 나타나면 동맥경화를 의심해봐야 합니다.

그리고 1단계에서는 다리가 저리고 시린 느낌이 듭니다. 이러한 증상은 냉증이 있는 사람의 경우 구분하기 어렵지만, 지금까지 느껴본 적 없는 저림이나 시린 느낌이 지속된다면 한번 의사와 상담해볼 필요가 있습니다. 또한 혈액이 충분히 공급되지 않아 육안으로 보기에도 피부가 창백해지는 예도 있으므로 주의가 필요합니다.

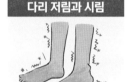

다리 저림과 시림

다리 동맥경화의 초기 증상이지만 결코 가볍게 여겨서는 안 됩니다.

다리 동맥경화에 대한 지식과 예방법 ▶ 214페이지

 신호 알아차리기! 아주 중요한 포인트

다리 동맥경화는 매우 심각한 질병입니다. 증상에 따라 4단계로 나뉘므로 자신이 해당하지 않는지 확인해봅시다.

소변에 나타나는 그 밖의 위험한 신호 7
내장 질환일 가능성도 염두에 둔다
- 오렌지색 소변

소변은 우리에게 건강 상태나 질병의 유무 등 다양한 정보를 전달해 줍니다. 건강을 염려하는 사람은 정기적으로 자신의 소변 농도나 색을 확인해보는 것이 좋습니다.

소변이 짙은 오렌지빛을 띠면 내장 질환일 가능성도

아침에 일어났을 때 소변의 색이 짙을 때가 있는데 이것은 문제가 되지 않습니다. 사실 잠자는 동안 신장이 낮과 동일한 리듬으로 활동하게 되면 소변을 보고 싶어져 잠에서 깨게 되고 수면을 방해하게 됩니다. 따라서 잠자는 동안에는 신장의 활동이 줄어들고, 소변의 양도 줄어들게 되는 것입니다. 그 결과 아침 첫 소변은 농축되어 색이 짙어지게 됩니다. 하지만 아침 첫 소변이 아닌데도 짙은 오렌지빛 소변이 나오는 경우는 몸에 이상이 생긴 상태이기 때문에 주의가 필요합니다.

헤모글로빈이 변형되는 첫 번째 단계인 빌리루빈은 간에서 장, 신장을 거치는 동안 변형을 반복하면서 우로빌린(urobilin)이라는 물질이 되어 노란색 소변으로 배출됩니다. 하지만 돌이 담도를 막는 담관결석이나 간에서 염증이 발생하는 간염, 혹은 췌장에 생긴 종양에 의한 담도 폐쇄 등 어떠한 문제가 발생하면 소변에도 이상이 생깁니다. 그리고 경로가 막히면 간에서 빌리루빈이 역류해 그대로 소변으로 배출됩니다.

황달도 소변의 이상으로 인해 발생한다

빌리루빈은 우로빌린보다 짙은 오렌지빛이 특징입니다. 사람에 따라서는 갈색으로 보일 때도 있습니다. 이러한 상태를 의학용어로 '빌리루빈뇨'라고 부르며, 불행히도 이는 어떠한 질병을 나타내는 SOS 신호일 가능성이 큽니다.

참고로 역류한 빌리루빈은 혈액을 타고 온몸을 순환하며 피부와 눈을 노랗게 물들입니다. 이것이 바로 '황달'입니다. 소변의 색이 짙거나 옅다고 해서 바로 병원에 가게 되지는 않지만, 분명히 평소보다 짙고 오렌지빛을 띠는 상태가 지속되거나 피로감 혹은 황달 증상이 있을 경우, 한 번쯤은 내과 등 의사와 상담해보시기 바랍니다.

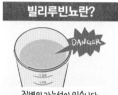

빌리루빈뇨란?

질병의 가능성이 있습니다.

짙은 오렌지색을 띠는 것은 빌리루빈뇨이며, 사람에 따라 갈색빛을 띠는 경우도 있습니다.

소변을 통해 알 수 있는 질병에 대한 지식과 예방법 ▶ 218페이지

> **(!) 신호 알아차리기! 아주 중요한 포인트**
>
> 자신의 소변 농도와 색이 평소와 다른지 주의 깊게 살펴야 합니다. 짙은 오렌지빛을 띠는 경우 내장 질환 등의 가능성이 있으므로 주의해야 합니다.

소변에 나타나는 그 밖의 위험한 신호 8

심증이 없다면 요로감염 - 흰색 소변

소변이 흰색으로 탁해질 때가 있는데, 이것은 시금치를 과다하게 섭취했거나 여성의 경우 분비물이 섞인 경우 등이라 걱정할 만한 상황이라고는 할 수 없습니다.

흰색으로 탁해졌다면 요로감염 가능성이

하지만 그렇지 않은 경우에는 상당히 주의해야 할 증상입니다. 왜냐하면 소변에 세균이 침입한 '요로감염'일 가능성이 있기 때문입니다. 요로감염 중에서도 특히 여성에게서 많이 발생하는 것은 방광염인데,

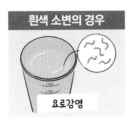

흰색 소변의 경우

요로감염

성병으로 인한 요로감염으로 흰색 소변이 나오는 예도 있습니다.

성병으로 인해 요로에 염증이 발생한 경우도 있습니다. 흰색 소변 외에도 배뇨 시 통증이 있거나 하복부 통증 혹은 소변 횟수가 증가하거나 발열이 있는 등 여러 가지 신호가 함께 나타난다면 요로감염일 가능성이 큽니다. 빨리 비뇨기과를 방문하는 것이 좋습니다.

신호 알아차리기! 아주 중요한 포인트

흰색 소변의 경우 배뇨 시 통증이나 발열 등 여러 가지 증상과 함께 종합적으로 판단해야 합니다.

소변에 나타나는 그 밖의 위험한 신호 9
혈뇨는 암일 가능성도 있다 - 붉은색 소변

눈에 띄게 붉은 소변은 암에 걸렸을 가능성도 있다!

붉은 소변은 특히 주의가 필요합니다. 피가 섞여 있는 혈뇨일 가능성이 크기 때문입니다. 혈뇨에는 2가지 종류가 있습니다.

① 겉으로는 보이지 않지만 소변 검사를 하면 소변 잠혈 항목에서 +가 나오는 '현미경적 혈뇨'
② 눈으로 명확히 붉게 보이는 '육안적 혈뇨'

이 중에서 붉은 소변은 ②에 해당합니다. 약물이나 운동 등의 영향으로 붉게 될 수도 있지만, 혈뇨가 2~3일 이상 지속되거나 자주 발생한다면 병원에 가보는 것이 좋습니다. 붉은 소변은 요로결석이나 요로감염일 가능성도 있습니다. 또한 방광암, 신장암, 전립선암 등으로 인해 혈뇨가 나타날 수도 있으니 일정 기간 지속되면 꼭 진료받아야 합니다.

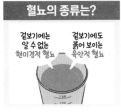

혈뇨에는 크게 '현미경적 혈뇨'와 '육안적 혈뇨' 2가지 종류가 있습니다.

소변을 통해 알 수 있는 질병에 대한 지식과 예방법

▶ 218페이지

⚠️ 신호 알아차리기! 아주 중요한 포인트

붉은 소변은 매우 중요한 경고 신호입니다. 되도록 신속히 병원에 가서 검사받는 것이 좋습니다.

5명 중 1명이 걸릴 수 있다
- 치매에 대한 지식과 예방법은?

 2025년에는 고령자 5명 중 1명이 걸릴 것으로 예상되는 치매. 그 누구도 결코 무시할 수 없는 병이다.

'2021년 판 고령사회백서'에 따르면, 2025년에는 675~730만 명, 고령자의 약 5명 중 1명이 치매에 걸릴 것으로 예측되고 있습니다.

치매는 한번 걸리면 평생 회복되지 않는다

치매란 다양한 뇌 질환으로 인해 뇌의 신경세포 기능이 저하되어 인지 기능이 상실되고, 일상생활에 지장을 초래하는 것을 말합니다. 대부분 사람은 갑자기 치매에 걸리는 것이 아니라 알아채지 못하는 사이에 서서히 증상이 진행됩니다. 사실 우리의 뇌는 치매에 걸리기 직전에 의외의 신호를 보낸다고 알려져 있습니다. 이것을 알 수 있다면 치매를 예방할 수 있는 대책도 세울 수 있습니다.

그렇다면 치매 직전 상태란 어떤 상태를 말하는 것일까요? 의학용어로 MCI(Mild Cognitive Impairment, 경도 인지 장애)라고 불리는 상태로, 일상생활이나 일에 지장이 적은 사람을 가리킵니다. 즉 치매와 정상 상태 사이에 있는 것입니다.

MCI 환자는 일상생활을 하는 데 큰 문제는 없지만, 부분적으로 치매 증상이 나타나므로 자신도 '요즘 뭔가 이상하다'라거나 '지금까지는 할 수 있었던 일을 이제는 못 하게 되었다'라고 느끼는 경우가 많습니다.

그렇지만 일상생활은 평상시처럼 할 수 있기 때문에 심각하게 받아들이지 않고 있다가 어느 순간 치매가 상당히 진행되었다는 사실을 깨닫게 되는 패턴도 드물지 않습니다.

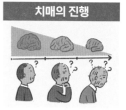

치매는 갑자기 발생하는 것이 아니라 서서히 진행됩니다.

그리고 아주 중요한 포인트는 대부분 경우 치매는 한번 걸리면 평생 낫지 않는다는 것입니다. 진행을 늦추는 약은 존재하지만, 치매를 근본적으로 치료하는 약은 아직 개발되지 않았습니다.

반면 MCI의 경우 어느 연구에 의하면 MCI 환자의 약 28%가 원래 상태로 돌아갔다는 데이터가 있습니다. 즉 치매는 원래 상태로 돌아갈 수 없지만, MCI 환자는 원래 상태로 돌아갈 가능성이 있다는 것입니다.

치매 예방책을 실시하면 최대 40% 예방 가능

MCI는 발생하기 전에 치매 예방을 위한 올바른 대책을 세우는 것이 가장 이상적이지만 치매에 대한 지식을 알고 있기만 해도 큰 차이가 발생합니다.

그렇다면 치매의 구체적인 예방법은 무엇일까요? 세계 5대 의학 저널 중 하나인 〈란셋(Lancet)〉에서는 '치매의 위험 요소가 되는 원인 12종류(213페이지 참조)에 대한 대책을 세우면 치매를 최대 40%나 예방할 수 있다'라고 발표했습니다. 그중 일부에 대해 설명하겠습니다.

생활습관병 예방 등으로 치매를 격퇴할 수 있다

가장 먼저 언급하고 싶은 것은 고혈압과 당뇨병 예방입니다. 이러한 병을 일으키는 원인인 동맥경화는 뇌의 혈관에도 영향을 미쳐, 증상이 드러나지 않는 '무증상 뇌경색'을 일으킬 가능성이 있습니다. 그 결과 뇌에 혈류가 공급되지 않아 뇌혈관성 치매가 발병하게 됩니다.

다음으로 주목해야 할 것은 '난청'입니다. 뇌는 오감으로부터 자극을 받기 때문에 소리가 들어오지 않으면 뇌는 퇴화되기 시작합니다. 난청으로 인한 치매 예방으로는 보청기 사용을 권장합니다. 실제로 보청기를 사용함으로써 인지 기능 저하를 억제할 수 있다는 데이터도 있어서 먼저 이비인후과에서 청력 검사를 받아볼 것을 권장합니다.

그리고 또 하나는 '사회적 고립'입니다. 이와 관련된 다양한 조사가

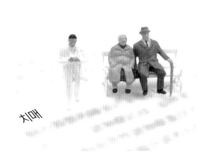

치매

이루어졌는데, 그중 많은 조사에서 '가족이나 친구 등 사람들과의 교류가 적을수록 치매에 걸리기 쉽다'라는 결과가 나타났습니다. 사람과의 교류를 꾸준히 유지하는 것이 치매 예방으로도 이어집니다.

놓칠 수 없다! 치매의 5가지 신호

① 동전이 많아집니다.
② 길을 잃습니다.
③ 약속을 잊습니다.
④ 썩은 냄새가 신경 쓰이지 않습니다.
⑤ 요리의 맛이 떨어집니다.

치매에는 어떤 종류가 있을까?

치매에는 뇌 전체가 서서히 위축되는 '알츠하이머형 치매', 뇌경색이나 뇌출혈 등이 원인인 '뇌혈관성 치매', 레비소체(Lewy Body)라는 물질이 뇌에 쌓이면서 뇌가 손상을 입는 '레비소체형 치매' 등 다양한 종류가 있습니다. 또한 65세 미만에서 발병한 경우에는 '조발성 치매'라고 불리는데, 이 경우에는 한창 현역으로 일하는 세대이기 때문에 직업을 잃는 등 경제적으로 다양한 문제에 직면하게 됩니다.

최대 40% 리스크를 감소시키는 12가지 치매 예방책은?

대
책

① 교육 ② 난청 ③ 고혈압 ④ 비만 ⑤ 흡연 ⑥ 우울증 ⑦ 사회적 고립
⑧ 운동 부족 ⑨ 당뇨병 ⑩ 과도한 음주 ⑪ 두부 외상 ⑫ 대기 오염

의학 저널 〈란셋(Lancet)〉은 2020년에 '치매의 위험 요소가 되는 12가지 원인'을 발표했습니다. 이 대책을 시행함으로써 치매를 최대 40%나 예방할 수 있다고 합니다.

대장암을 뛰어넘는 사망률
- 다리 동맥경화에 대한 지식과 예방법은?

 사망률로는 대장암이나 유방암보다 높은 다리 동맥경화.
증상을 확실히 알고 대처하는 것이 중요하다.

다리는 '제2의 심장'이라고 불릴 만큼 인간에게 매우 중요한 부위입니다. 하지만 다리 동맥경화가 진행되어 심장에서 충분한 혈액이 공급되지 않으면 어느 날 갑자기 다리가 비명을 지를 수 있습니다. 그 신호를 조기에 알아차리지 못하면 최악의 경우 발을 절단해야 할 수도 있습니다.

다리 동맥경화로 인한 사망률은 대장암보다 높다!

다리 동맥경화라는 말을 들어도 실감이 안 가는 분들이 태반일 것입니다. 하지만 발병 후 5년간 사망률을 보면, 대장암이나 유방암보다 높다는 데이터가 있을 정도로 각별한 주의가 필요한 질병입니다.

그렇다면 다리 동맥경화란 도대체 무엇일까요? 원래 동맥은 심장을 출발점으로 시작해 온몸을 두루 돌며 몸에 필요한 성분을 공급하고 다시 심장으로 돌아갑니다. 그리고 다리도 예외 없이 동맥으로부터 혈액이 공급되는데, 다리 동맥이 가늘어지거나 중간에 막히면 여러 가지 문제가 발생하게 됩니다.

이것을 의학용어로 'ASO(Arteriosclerosis obliterans, 폐색성동맥경화증)'라고 부릅니다. 심장이나 뇌의 혈관이 막히면 큰일이 일어나듯이 다리 혈관의 경우에도 매우 심각한 상황에 빠질 수 있습니다. 따라서 ASO는 결코 가볍게 보아서는 안 되는 병이라고 할 수 있습니다.

그렇다면 ASO는 어떤 방법으로 확인할 수 있을까요? 자주 실시되는 검사는 '다리 혈압 측정'입니다.

다리 혈압은 팔 혈압보다 높은 것이 정상

보통 다리 혈압 측정 같은 검사는 하지 않기 때문에 모르는 사람도 많지만, 사실 다리 혈압은 팔의 혈압보다 높습니다. 하지만 ASO가 진행되면 동맥경화의 영향으로 점점 다리 혈압이 낮아지게 됩니다. 다리의 혈압을 팔의 혈압으로 나눈 값을 통칭 ABI라고 부릅니다. 이는 팔과 다리 혈압의 비율을 의미하는데, 그 수치가 0.9 이하일 경우 다리 동맥경화를 의심해볼 수 있습니다.

그리고 검사에서 ASO 가능성이 발견되면 동맥에 조영제라는 약물을 주입해 CT를 촬영하고, 혈관을 명확하게 시각화합니다. 혈관의 어느 부분이 가늘어졌는지, 막힌 곳은 없는지 확인하는 것입니다.

그렇다면 ASO의 치료는 어떻게 이루어질까요? 예를 들어 ASO라고 진단받은 사람은 의사의 지시 아래 과도한 부담이 되지 않는 범위에서 빠르게 걷거나 조깅하는 등의 처방을 받습니다. 이를 지속하면 다리로 가는 혈류가 활발해져 동맥경화로 인해 손상된 다리 혈관이 스스로 새 통로를 찾게 됩니다. 이러한 새로운 경로를 '측부혈행로(側副血行

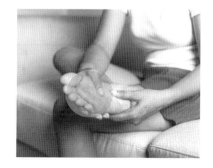

路)’라고 부릅니다.

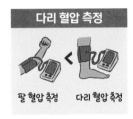

다리 혈압 측정

팔 혈압 측정　　다리 혈압 측정

ASO는 다리 혈압 수치가 중요합니다. 팔보다 낮다면 각별한 주의가 필요합니다.

이처럼 다리를 확실하게 움직이는 것이 ASO 치료로 이어지는 경우가 많습니다. 또한 동맥경화가 진행된 혈관에서 피가 응고되지 않도록 약을 처방하는 약물 치료법도 있습니다. 하지만 그렇게 되기 전에 증상을 파악하고 예방책을 세우는 것이 가장 좋은 방법입니다.

당뇨병 환자는 발 절단 위험이 7배나 높다!

비만, 고혈압, 이상지질혈증, 당뇨병 등의 증상에서 시작되어 ASO나 심근경색, 뇌졸중으로 진행되는 ‘메타볼릭 도미노’라는 현상이 있는데, ASO는 이 도미노 중에서도 말기에 있습니다. 따라서 예방책으로는 먼저 대사 증후군이나 생활습관병을 개선하는 것이 중요합니다. 그러면 심장병, 뇌졸중, ASO의 위험을 낮추고 도미노가 쓰러지는 것을 막을 수 있을 것입니다. 특히 당뇨병 환자는 그렇지 않은 사람에 비해 발을 절단할 위험이 약 7배나 증가한다는 데이터도 있으므로 조기 대처가 필요합니다. 매일 노력해 건강한 혈관을 유지하도록 합시다.

ASO(폐색성동맥경화증)의 4가지 단계(폰테인 분류)

- 4단계 : 발에 혈액이 제대로 공급되지 않아 발이 썩거나 괴사가 진행됩니다.
- 3단계 : 누워 있어도, 앉아 있어도 어떠한 자세를 취해도 발이 아픕니다.
- 2단계 : 걷거나 뛰었을 때는 발이 아프지만 잠시 쉬면 통증이 사라집니다.
- 1단계 : 원인을 알 수 없는 다리 저림이나 시림이 자주 발생합니다.

ASO의 전문 분야와 치료법은?

ASO의 경우 수술이 필요할 때는 혈관외과에서 진행하지만, 기본적으로는 심장을 전문으로 하는 순환기내과 또는 일반내과에서 먼저 상담을 진행합니다. 그런 다음, 측부혈행로가 스스로 생성되지 않을 경우 인공 혈관이나 팔에서 혈관을 가져와 수술로 접합하는 '바이패스 수술'이 실시됩니다. 또한 다리 동맥에 카테터를 삽입해 풍선을 부풀려 혈관을 넓히고 금속관을 고정하는 수술이 실시되는 경우도 있습니다.

ASO의 예방법은?

대책

비만, 고혈압, 당뇨병과 같은 증상이 악화되면 ASO로 진행될 수 있기 때문에 일단 생활습관병을 개선하는 것이 매우 중요합니다. 충분한 수면을 취하고 식사도 통곡물이나 채소, 과일 중심으로 바꾸며 저콜레스테롤인 지중해식 식단(→ 112페이지)으로 바꿔야 합니다. 또한 주 2~3회는 조깅이나 걷기 운동을 해서 다리의 혈류를 활발하게 만들어야 합니다.

체내 이상을 신속하게 발견한다
- 소변으로 알 수 있는 질병에 대한 지식과 예방법은?

 소변은 몸의 이상을 신속하게 알려주는 중요한 존재다.
그 원리를 이해함으로써 오랫동안 건강을 유지할 수 있다.

여러분은 평소에 자신의 소변을 확인하시나요? 우리 몸 안에서 만들어져 배출되는 소변은 때때로 몸이 보내는 SOS 메시지가 될 수도 있습니다.

애초에 소변은 왜 노란색일까요? 소변의 색이나 농도가 변할 때 몸 안에서는 무엇이 일어나고 있는 것일까요?

소변 속에 숨겨진 혈액의 메시지

소변에 대한 포괄적인 의학지식을 배워두면 자기 몸 상태의 변화나 위험 신호를 빠르게 알아차릴 수 있습니다. 그렇지만 소변을 매번 확인하는 사람은 많지 않을 것입니다. 색이나 농도를 항상 확인할 필요는 없지만, 심각한 질병이 모습을 감추고 있을 수도 있어서 정기적으로 확인해볼 것을 권장합니다. 여기서는 평소 소변이 만들어지는 원리와 소변 색깔로 알 수 있는 질병, 정상적인 소변과 위험한 소변의 차이 등에 대해 설명하겠습니다.

먼저 알아두어야 할 것은 소변의 원료가 되는 물질이 무엇인지에 관한 것입니다. 그것은 바로 혈액입니다. 혈액이 여과되면서 소변으로 바뀌는 것입니다. 다음으로 소변이 만들어지는 장소가 어디인지 아시나요? 정답은 신장입니다. 신장은 소변을 정제하는 공장의 역할을 합니다. 이것을 기억해두시기 바랍니다. 혈액은 몸에 불필요한 노폐물을 운반하는 쓰레기 수거차와 같은 역할을 하며, 몸 전체를 순환하면서 모은 불필요한 물질을 신장으로 운반합니다.

무려 원뇨의 1%만이 진짜 소변이 될 수 있다

그리고 혈액이 신장으로 흘러들어 가면 신장 안의 사구체라는 곳에서 1차 심사가 이루어집니다. 이 1차 심사는 수분과 노폐물 등 소변으로 배출해야 할 후보를 선별하고, 혈액 중의 적혈구나 단백질 등 아직도 쓸모가 있는 물질들은 차단해 남겨둡니다. 이 일련의 작업이 바로 '여과'라고 불리는 과정입니다.

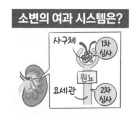

소변의 여과 시스템은?

여과에는 1차 심사와 2차 심사가 있으며, 최종적으로 남는 소변은 고작 1%에 불과합니다.

1차 심사를 통과한 것은 '원뇨'라고 불립니다. 다음으로 2차 심사가 이루어지는 곳은 요세관입니다. 2차 심사는 1차 심사보다 훨씬 엄격합니다. 1차 심사를 통과한 것 중에서 여전히 사용할 수 있는 수분, 미네랄, 영양소는 요세관을 통과할 때 철저하게 체내에 흡수시켜 재활용합니다.

사구체에서 여과된 원뇨의 99%는 재흡수된다고 하니 정말 놀라울 따름입니다. 즉, 원뇨의 1%만이 진짜 소변이 될 수 있다는 뜻입니다. 이러한 철저한 선별 과정을 거쳐 1%의 소변이 신장에서 요관을 통해 방광에 모이고, 일정량이 차면 배뇨 신호를 통해 체외로 배출됩니다.

이 소변의 색이 오렌지색이나 흰색, 붉은색 등 평소와 다른 변화를

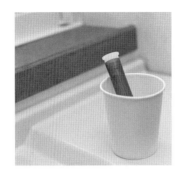

보일 경우, 204~209페이지에 소개했던 질병을 의심해볼 필요가 있습니다. 또한 눈에 띄는 변화가 없더라도 건강검진에서 소변 잠혈 검사 양성 반응이 나왔다면, 재검사를 통해 진짜 양성인지, 일시적인 양성인지 확인해두는 편이 좋습니다. 특히 흡연자의 경우 방광암 위험이 커진다고 알려져 있으므로 재검사를 권장합니다.

검사에서 '+'가 나오면 신장의 이상일 가능성도

건강검진에서 또 하나 주목할 만한 검사는 요단백 검사입니다. 이 검사에서 양성이 나온 경우에도 주의해야 합니다. 단백질은 신장의 1차 심사에서 차단되는 성분입니다. 소변에 단백질이 검출된다는 것은 즉 1차 심사를 담당하는 사구체에 염증이 생겼거나 신장의 어느 부분에 이상이 발생했을 가능성이 있다는 것을 의미합니다. 요단백 검사는 -, ±, +1~+3의 5단계로 나뉘는데, '+'가 나온 경우 재검사를 통해 진짜 양성인지 확인하는 것이 좋습니다. 특히 수치가 높을 경우 신장의 이상이 의심되므로 각별한 주의가 필요합니다. 방치하면 신부전으로 이어질 수도 있습니다.

놓칠 수 없다! 소변의 색깔이 알려주는 질병의 3가지 신호

① 오렌지색 소변 : 담관 결석, 간염, 췌장암 등
② 흰색 소변 : 요로감염에 의한 방광염, 성병에 의한 염증 등
③ 붉은 소변 : 요로결석이나 요로감염, 방광암, 신장암, 전립선암 등

질병이 원인이 아닌 소변 색의 변화는?

• 레몬색, 선명한 노란색 : 비타민 섭취가 원인일 가능성이 있습니다. 비타민 B2는 체외로 배출될 때 노란색을 띠므로 소변도 더 노랗게 됩니다.
• 검은색 : 파킨슨병 치료제나 항말라리아제 복용으로 소변 색이 검게 변할 수 있습니다.
• 파란색 : 요도 카테터를 장기간 삽입한 경우 채뇨백 안의 소변이 파랗게 될 수 있습니다.

만약 소변이 투명한 경우는?

대책

수분을 대량 섭취하면 체내 수분량이 증가함에 따라 우로빌린이 희석되어 소변의 노란색이 옅어지고 투명해집니다. 또한 맥주 등의 알코올 음료로 인한 이뇨 작용으로 소변이 투명해질 수 있습니다. 하지만 당뇨병 등으로 인해 소변이 투명해지는 경우도 있으니 각별한 주의가 필요합니다. 당뇨병에 걸리면 당의 배출을 촉진하기 위해 다량의 수분이 소변으로 배출됩니다. 그 결과 소변 색이 투명해집니다. 어쨌든 소변 색이 걱정된다면 한번 검사를 받아보는 편이 좋습니다.

의사가 알려주는
우리 몸의 위험 신호

제1판 1쇄 2025년 3월 10일

감수자 모리 유마(森 勇磨)
옮긴이 이성희
펴낸이 한성주
펴낸곳 ㈜두드림미디어
책임편집 배성분
디자인 노경녀(nkn3383@naver.com)

㈜두드림미디어
등 록 2015년 3월 25일(제2022-000009호)
주 소 서울시 강서구 공항대로 219, 620호, 621호
전 화 02)333-3577
팩 스 02)6455-3477
이메일 dodreamedia@naver.com(원고 투고 및 출판 관련 문의)
카 페 https://cafe.naver.com/dodreamedia

ISBN 979-11-94223-47-4 (03510)